인간수명
백세시대

한국과학기술한림원

• 과학기술에 전문적 경륜과 식견을 가진 석학들을 회원으로 엄선, 각 부문별 전문성을 효율적으로 활용함으로써 국가 과학기술의 진흥과 창달에 기여하기 위해 1994년에 설립되었습니다.
• 2005년 기초과학연구진흥법 제11조(한국과학기술한림원의 설립 등)에 의거 법정기구화되었습니다.
• 독립성, 자율성 및 전문성을 바탕으로 하는 순수 민간 과학아카데미로, 편견 없는 대정부 정책자문을 통해 올바른 과학기술정책의 수립을 유도하고 있으며, 범부처적 국가 과학기술정책에 대한 자문과 건의를 통한 과학기술 발전의 장기적 비전을 제시하고 있습니다.
• 우리나라의 과학기술 선진국 진입을 위한 기초 과학기술 진흥사업을 수행하고 있으며, 외국 한림원 및 과학기술 국제기구 등과의 학술교류를 통해 과학기술 민간외교의 중심체 역할을 담당하고 있습니다.

인간수명 백세시대

1판 1쇄 찍음 | 2012년 12월 26일
1판 1쇄 펴냄 | 2012년 12월 31일

지은이 | 김승업
발행인 | 주정회
발행처 | 자유아카데미
등록 | 제406-2003-017호, 1980. 7. 12

주소 | 경기도 파주시 문발동 527-2 파주출판도시
전화 | 031-955-1321
팩스 | 031-955-1322
홈페이지 | www.freeaca.com
전자우편 | main@freeaca.com(대표)
editor@freeaca.com(편집)

ISBN 978-89-7338-994-0 03510

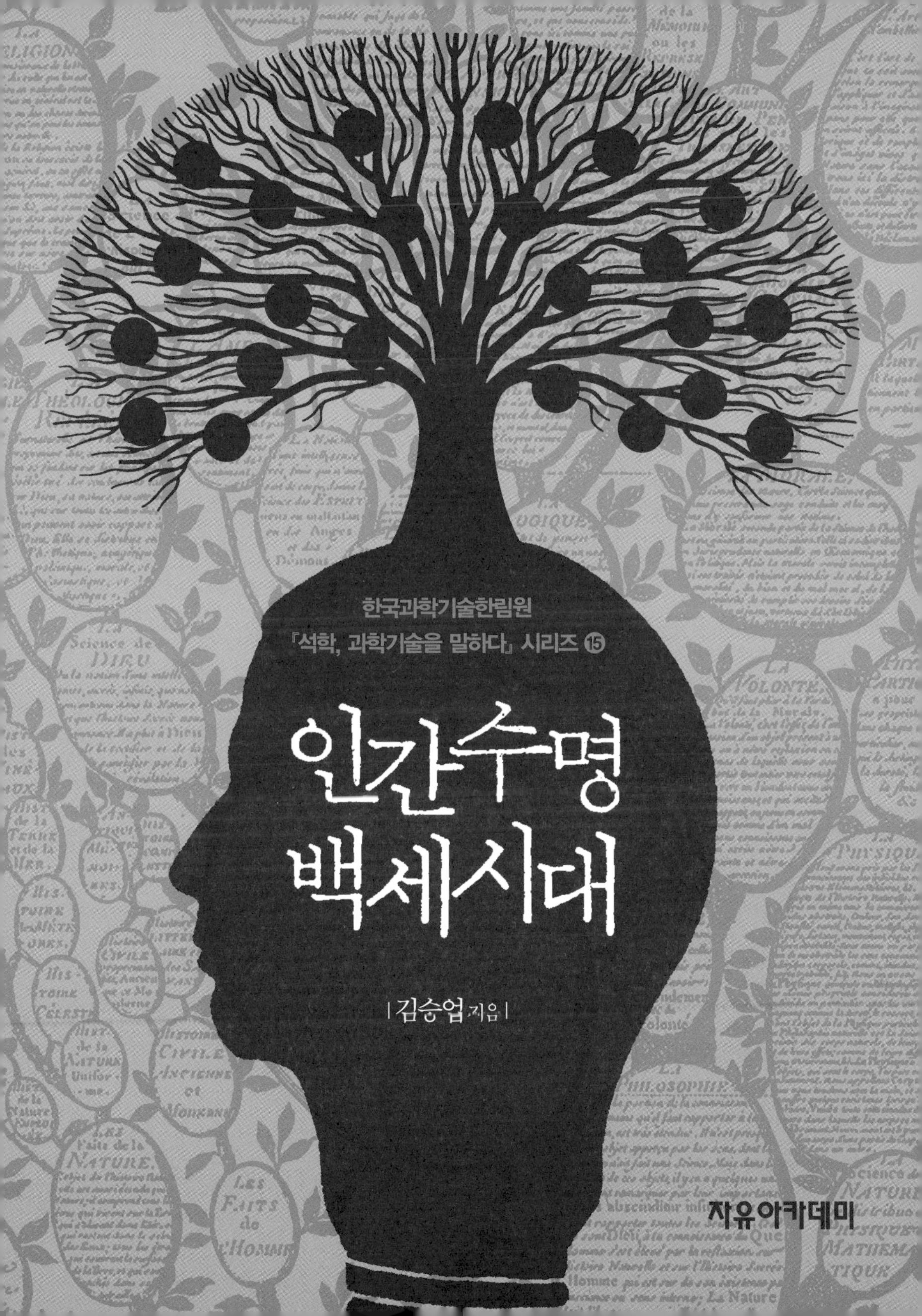

한국과학기술한림원
『석학, 과학기술을 말하다』 시리즈 ⑮

인간수명 백세시대

| 김승업 지음 |

자유아카데미

머리말

1980년 이후 우리나라는 경제적으로 고속 성장을 이룩하여 국민의 생활수준이 높아지고 의료 기술이 크게 발전하였다. 이에 따라 우리나라 국민의 평균 수명도 크게 연장되었는데, 2009년 기준으로 여자는 83세, 남자는 77세였고, 65세 이상의 인구가 전체 인구의 8%를 넘게 되었다.

그러나 이와 같은 고령 사회에 진입하면서 여러 가지 문제에 직면하게 되었는데, 그 중 하나가 이들 노년 인구의 의료와 복지 문제이다. 노화와 수명 결정의 메커니즘은 오랫동안 베일에 가려져 있었으나 최근 들어 현대과학, 특히 유전학과 분자 생물학의 진보로 장수 유전자의 존재가 확인되기에 이르렀다. 오늘날 현대과학은 수명 결정에 장수 유전자가 미치는 요인, 노화를 지연시키는 방도, 수명을 연장시키는 가장 좋은 방법 등 인간의 수명과 관련된 많은 의문에 대해서 해답을 주려고 하고 있다.

나는 1960년 이후 50년간 일본, 미국, 캐나다 등지의 의과대학에서 신경내과학 교수를 지냈고, 현재 우리나라에 돌아와 의학 연구를 계속하고 있다. 그 동안 연구를 하며 느꼈던 아쉬운 점은 우리나라에 노화와 장수에 대한 정보 제공이 극히 제한되어 있다는 것이다.

나는 이 책을 통해서 일반인들에게 노화와 장수에 대한 최신 과학 정보를 제공함으로써 많은 사람들이 노화와 장수에 대한 올바른 지식을 얻는 것과 동시에 건강하고 행복한 삶을 영위할 수 있기를 바란다.

2012년 12월

김승업

차례

3장 노화와 질병

4장 노화 방지와 수명 연장의 과학

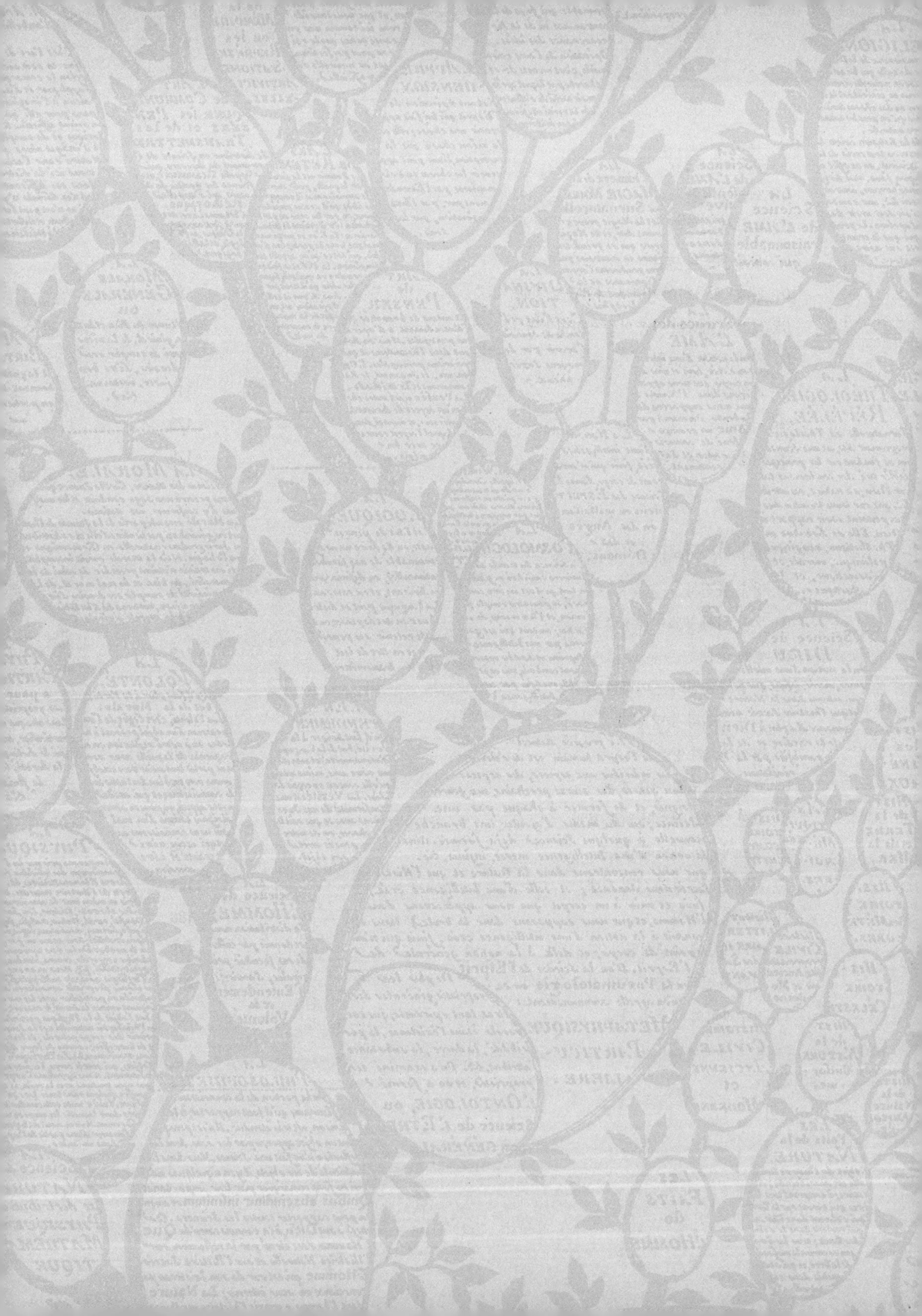

이 책을 지난 50년 동안 동고동락하면서
나를 도와준 나의 아내 홍명화에게 헌정한다.

1장

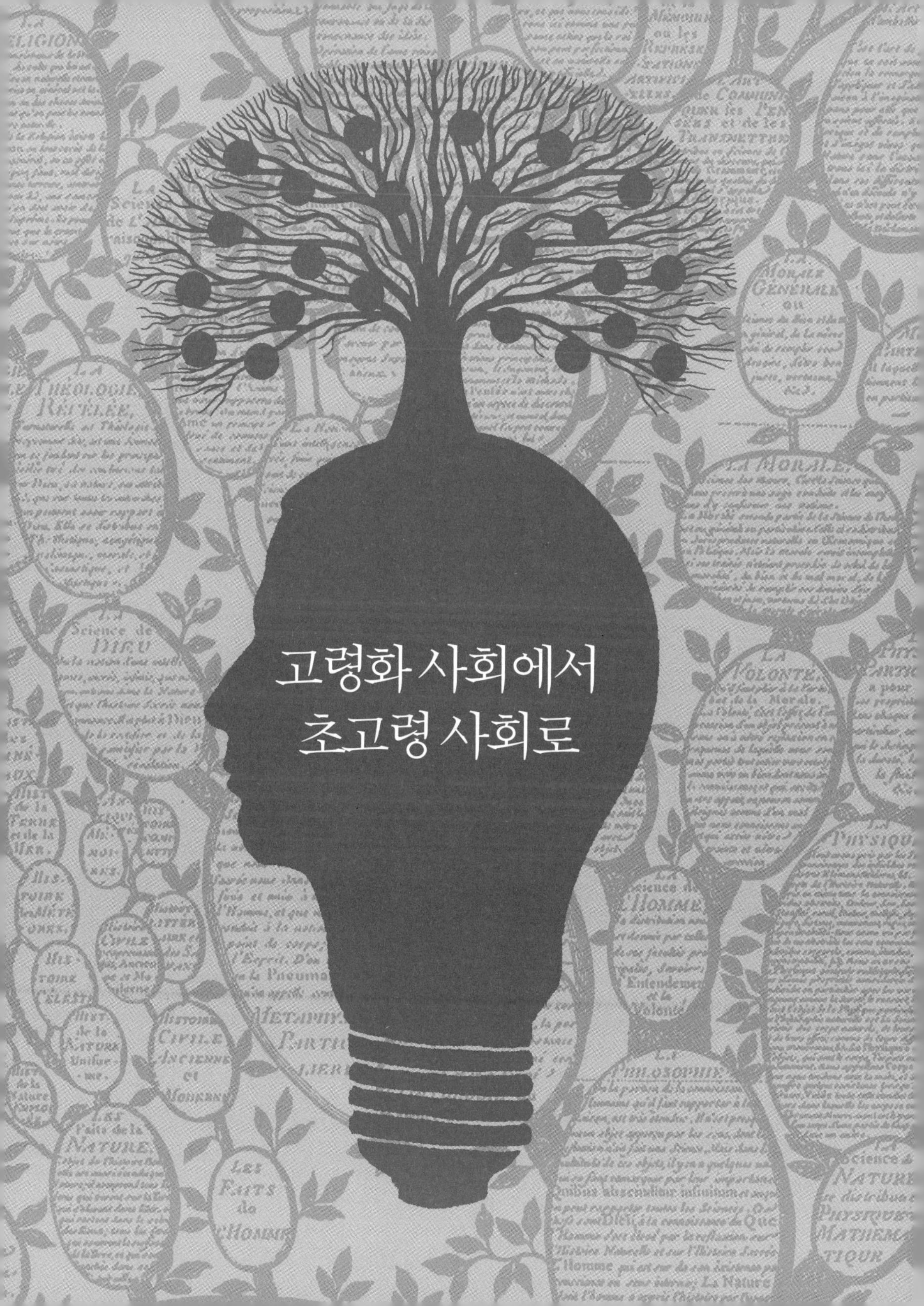

고령화 사회에서 초고령 사회로

人間壽命
百歲時代

01
인간수명 백세시대

중국을 통일한 진시황秦始皇은 불로장생을 위한 영약인 불로초를 구하기 위해 신하들을 사방으로 보냈다고 한다. 그러나 어느 누구도 불로초를 구해오지 못하였다. 그러던 중에 제나라에서 태어난 서복徐福이 기원전 219년(시황 28년)에 진시황에게 상소를 올렸다. "저 멀리 바다 건너 봉래蓬萊, 방장方丈, 영주瀛洲의 삼신산에 신선이 사는데, 동남동녀를 데리고 가서 불로초를 가지고 오겠습니다."

이에 진시황이 크게 기뻐하며 동남동녀 삼천을 뽑아 그에게 주고 신선을 찾아오도록 하였다(사마천司馬遷의 『사기史記』 진시황본기 기록에 의함). 이로써 기원전 219년에서 210년 사이에 서복의 두 번에 걸친 여행이 시작되었다. 그의 행적은 지금의 우리나라를 거쳐 일본까지 폭넓게 이어진다. 그러나 서복은 기원전 210년에 중국의 진황도秦皇島를 마지막으로 돌아오지 않았다고 한다.

한편 서복의 상소문에 있는 봉래산은 금강산, 방장산은 지이산, 영주산은 한라산이라고 전해 온다. 고려 시대 이인로의 『파한집破閑集』과 조선 시대 신숙주의 『해동제국기海東諸國記』에는 서복이 우리나라를 거쳐 일본으로 갔다고 기록되어 있으며, 일본에도 미야자키, 와카야마를 비롯하여 여러 곳에 서복의 흔적이 있다고 한다. 이와 같이 모든 인간은 예로부터 오랜 세월을 젊고 신선하게 삶을 영위하려는 소망을 갖고 있었다.

당나라의 유정지劉廷芝의 「대비백두옹代悲白頭翁」이라는 시에서는 홍안의 미소년도 세월이 흐르면 흰머리 노인이 되어 죽음을 기다린다는 진리를 말하고 있다.

대비백두옹 代悲白頭翁

년년세세화상사 年年歲歲花相似
세세년년인부동 歲歲年年人不同
기언전성홍안자 寄言全盛紅顔子
응련반사백두옹 應憐半死白頭翁
차옹백두진가련 此翁白頭眞可憐
이석홍안미소년 伊昔紅顔美少年

흰머리를 슬퍼하는 노인을 대신하여

해마다 꽃은 변치 않건만
해마다 사람은 달라지누나.
새파란 젊은이가 말을 건네는
반죽음 흰머리 이 노인네
그 흰머리 참으로 가련하구나.
그대는 아는가 이 노인
소시적 홍안의 미소년임을.

2009년 12월 보건복지부가 발표한 우리나라 국민의 평균 수명은 여자 83세, 남자 77세, 남녀 합하여 79세이다. 여기서 평균 수명은, 예를 들면 2011년에 우리나라에 거주하는 우리나라 국민의 수명을 말하는 하나의 지표로서, 매해 달라진다.

평균 수명은 우리나라의 경제 사정과 생활수준이 좋아짐에 따라 매해 상승하는 경향이 있는데, 우리나라의 평균 수명은 1960년에 52세, 1970년에 62세, 1990년에 72세, 2003년에 75세, 2010년에 79세로, 시간이 지남에 따라 크게 상승하는 것을 알 수 있다. 1960년 이후에는 10년마다 평균 수명이 10년씩 연장되는 경향을 보이고 있다(그림 1-1). 이러한 경향이 계속되면 가까운 시일 내에 평균 수명 100세 시대가 실현될 것으로 기대된다.

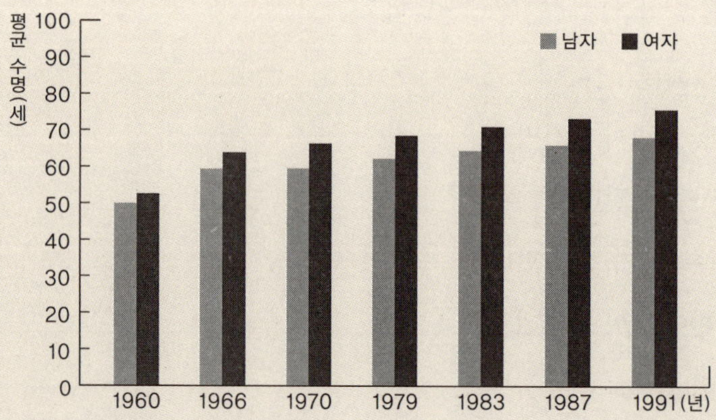

그림 1-1 우리나라 평균 수명의 변화 우리나라의 경제사정과 생활수준이 호전되고 의료시스템이 정비됨에 따라 평균 수명이 매년 상승하고 있다. 그러나 2000년 이후 65세 이상 노인 인구의 급속한 증가와 출생률 저하로 초고령 사회에 진입하고 있다.

한편 평균 수명은 기대 수명을 평균적으로 계산한 것으로 기대 수명은 한 명의 출생아가 그 후에 얼마나 더 살 수 있는가를 말한다. 평균 수명이 어떠한 방법으로 계정되는가를 살펴보면 다음과 같다. 0세, 즉 출산시를 100으로 하고 0~1세까지의 아기들의 사망률이 10만에 100이라고 하면 사망률은 0.1%이고, 1세 아기들의 생존율은 99.9%이다. 이와 같은 계산을 1~2세, 2~3세, 3~4세 형태로 되풀이하여 그 수치가 50%가 되는 연령이 평균 수명이다.

여기서 주의해야 할 것은 평균 수명을 기준으로 하여 어느 개인이 몇 해 더 살 수 있는지 예상할 수는 있지만, 평균값이기 때문에 2010년 우리나라 남자의 평균 수명이 77세라고 해서 75세 남자가 2년밖에 살지 못할 것이라고 생각하는 것은 큰 잘못이다. 건장한 건강상태와 알맞은 섭생을 유지한다면 100세까지도

살 수 있다.

그림 1-2에는 20세기 미국의 평균 수명과 사망률의 변천이 나타나 있는데, 두 그림이 서로 대칭되어 있는 것으로 볼 때 평균 수명이 사망률의 높고 낮음에 크게 영향을 받는다는 것을 알 수 있다. 따라서 평균 수명을 연장시키려면 사망률을 저하시키면 된다. 이 그림에 의하면, 20세기 초기에 평균 수명의 큰 하락이 한 번 있었는데, 이것은 1917년 인플루엔자의 대유행으로 미국을 포함하여 전 세계에서 수백만 명이 사망하였던 시기이다.

최근에 우리나라를 비롯한 근대국가에서 경제적으로 고성장이 계속되면서 국민의 생활수준이 높아지고 의료사정이 향상됨에 따라 사망률이 현저하게 떨어져 평균 수명이 크게 연장되었다.

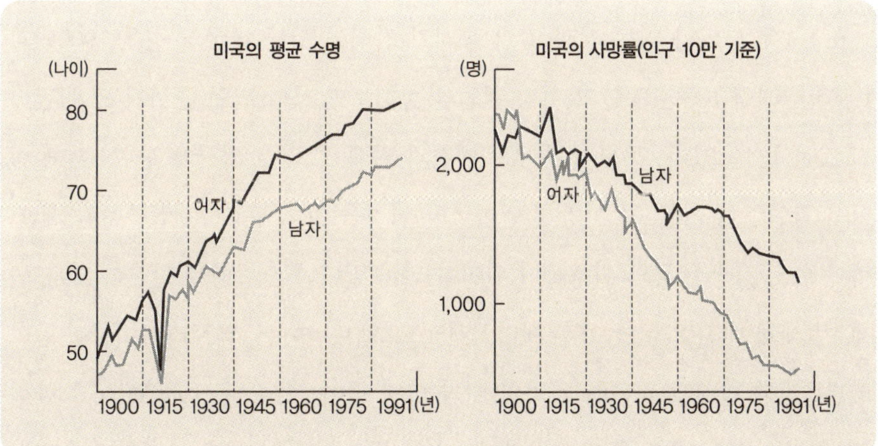

그림 1-2 20세기 미국의 평균 수명과 사망률의 변천 20세기 초 미국에서는 생활수준과 의료기술이 크게 개선됨에 따라 사망률이 크게 떨어지고 평균 수명이 급속하게 늘어나서 20세기 말에는 남녀 모두 평균 수명이 75세를 넘었다.

표 1-1. 미국과 우리나라의 사망 원인 비교

순위	1900년 미국	1997년 미국	1900년 우리나라	2010년 우리나라
1	폐렴	심장병	암	암
2	결핵	암	뇌졸중	뇌졸중
3	설사	폐 질환	사고	심장병
4	심장병	뇌졸중	고혈압	당뇨병
5	뇌졸중	사고	간부전	폐 질환
6	신장 질환	알츠하이머병	감염증	사고
7	사고	당뇨병	폐결핵	간 질환
8	암	인플루엔자	자살	감염증
9	노화	신장 질환	당뇨병	뇌 질환
10	디프테리아	간장 질환	심장병	신장 질환

표 1-1에 나타나 있는 것과 같이 통계가 잘되어 있는 미국의 경우 1900년과 1997년, 대략 100년 동안의 사망 원인을 살펴보면 사망 원인 순서가 크게 달라진 것을 볼 수 있다. 20세기 초에는 폐렴과 결핵, 그리고 설사가 상위 3위에 있어서 감염증이 가장 큰 사망 원인이었다는 것을 보여 준다. 감염증이란 세균, 바이러스, 기생충 등의 미생물이 원인이 되어 일어나는 질병을 말한다. 1945년 제2차 세계 대전이 끝난 이후 페니실린, 스트렙토마이신, 테트라사이클린 등의 항생물질의 발달로 감염증 환자의 수가 크게 줄어들었으나, 1980년 이후 에이즈, 그리고 2003년에 사스SARS 바이러스의 등장으로 전 세계 보건복지에 커다란 문제가 되고 있다. 또 최근에는 모든 항생물질에 저항성을 가진 수퍼박테리아의 등장이 큰 위협이 되고 있다.

아프리카와 동남아시아에서는 에이즈 감염자가 크게 증가하여 앞으로 급격한 인구 감소가 있을 것으로 예상된다. 이들 국가에서는 에이즈에 걸린 신생아와 에이즈로 부모를 잃은 에이즈 고아의 수가 증가하여 커다란 사회문제가 되고 있다. 이렇게 되면 에이즈 신생아가 첫돌을 맞지 못하고 죽을 확률이 높기 때문에 국민의 평균 수명이 낮아지고, 아이들이 첫돌을 넘겼다고 하더라도 가난한 사회 여건과 열악한 환경으로 인하여 무사히 성장할 수 있을지도 의문이다.

20세기 후반, 즉 1950년 이후로는 감염증이 사망 원인의 상위 자리에서 물러나고 심장병, 암, 뇌졸중, 당뇨병과 같은 성인병이 사망 원인의 상위 위치를 차지하고 있다.

2010년도 우리나라의 사망 원인 순서를 보면 암, 뇌졸중, 심장병, 당뇨병의 순서로 병의 원인이 모두 성인이 된 다음에 불규칙하고 고르지 못한 생활습관에서 오는 생활습관병이라는 것을 알 수 있다. 미국의 경우 사망 원인 6위에 알츠하이머병이 올라 있는 사실에 주목해야 한다. 노령화 사회가 되면서 노인의 수가 증가하고 심장병, 암, 뇌졸중의 상위 3개의 질병에 이어서 알츠하이머병-치매 환자 수가 급승하고 있는 것을 보여 주는 것이다. 초고령 사회로 진입하는 우리나라에서도 수년 내에 이와 같은 상황이 올 것이다.

앞에서 이야기한 것과 같이 제2차 세계 대전 이후 페니실린, 스트렙토마이신과 같은 항생물질의 사용으로 폐렴, 결핵, 설사 등의 감염증이 급속히 감소하면서 평균 수명이 연장되었다. 1970년 이후에는 혈액검사, 생화학, 화상진단 등 질병 진단 기술이 크게 진보하고, 혈압을 조절하는 강압제, 심장 기능을 조절하는 베타 브럭커 등 신약의 도입으로 심장병과 뇌졸중에 의한 사망률이 크게 감소하였다. 우리나라에서도 국민 의료보험제도 시행에 따라 모든 국민이 의료보험 혜택을 받게 되었고, 각 지역의 진료소, 병원의 정비와 함께 진단 기술의 향상으로 의료 수준이 선진국과 겨눌 수 있게 되면서 사망률이 현저하게 감소하였다. 이것이 바로 우리나라 국민의 '평균 수명' 연장의 주요 원인이다.

그렇다면 세계에서 가장 장수한 사람은 누구인가? 전 세계 모든 사람의 생년월일과 사망년월일을 정확히 알면 간단하게 알 수 있겠지만, 법률상에서 사람을 규정하는 호적이 부정확할 수 있기 때문에 이것만 가지고는 명백하게 알 수 없다. 예를 들면 내과학 교수로 유명한 의과대학 1년 선배가 있는데, 이 선배는 호적상 나보다 2년 늦게 출생한 것으로 되어 있어 대학을 15세에 입학하고 21세에 의과대학을 졸업한 것으로 되어 있다. 하지만 이 모든 것이 호적의 장난이다. 전쟁 중에 북한에서 내려와 새롭게 호적을 만들 때 3년 늦게 출생한 것으로 신고를 한 것이다. 최근에는 이러한 사례가 많이 줄었지만, 아직도 호적상의 나이와 실제 나이가 다른 경우가 종종 있다.

그렇다면 기록이 확실한, 세계에서 가장 장수한 사람은 과연 누구인가? 세계 기네스북에 의하면 1997년 사망한 프랑스의 잔느 칼망Jeanne Calment 할머니가 122세 164일로 세계 최장 수명을 가진 사람으로 기록되어 있다. 그녀는 1875년 2월 21일 출생하여 1997년 8월 4일에 사망하였는데, 85세에 펜싱을 시작하고 100세에 자전거를 타고 다녔다고 한다. 또한 그녀는 유명 인상파 화가 빈센트 고흐를 실제 알고 있었다고 한다.

칼망 할머니가 장수한 비결은 무엇인가? 먼저 생각할 수 있는 것이 유전적 요소이다. 칼망 할머니의 아버지는 93세, 어머니는 86세까지 살았다. 당시 평균 수명이 38세였던 프랑스에서 93세와 86세까지 장수하였으므로, 칼망 할머니가 장수에 유리한 유전자를 가지고 태어났다고 해도 과언이 아니다.

2012년 7월 1일 현재 세계에서 가장 장수하고 있는 사람은 미국 조지아 주에 사는 베씨 쿠퍼Besse Cooper 할머니로, 1896년 8월 26일에 출생하였다. 나이는 115세 310일이다. 남자로서는 일본 교토에 사는 기무라 지로에몬 할아버지로, 나이는 115세 73일이다. 기무라 할아버지는 1900년 이전에 출생한 유일한 남자이다. 한편 월터 브러닝Walter Breuning은 114세 205일로 사망하였는데, 그는 2011년 4월 사망하기까지 세계에서 가장 장수한 사람으로 기록되었다.

2010년 서울대학교 의과대학 박상철 교수팀 조사에 따르면 국내에서 가장 오래 산 사람은 2011년 4월 25일 사망한 최애기 할머니다. 박 교수팀은 정확한 조사를 위해 주민등록상 나이가 100세 이상인 1,653명을 대상으로 태어난 띠와 자식 관계, 시대 상황(삼일운동, 광복, 한국전쟁 등), 이웃의 증언, 건강 상태 등을 종합적으로 고려하였다. 최 할머니는 1895년 2월 18일에 출생하여 정확히 109년 11개월 8일을 살았다. 그러나 최 할머니의 죽음으로 국내 최장수 자리는 1895년 11월 19일에 태어난 엄옥군(대전 중구 선성동) 할머니에게 넘어갔다.

엄 할머니는 박 교수팀 조사 결과 최 할머니보다 9개월 정도 늦게 태어난 것으로 밝혀졌다. 특히 엄 할머니는 사망하기 몇 년 전부터 거동이 불편하였던 최 할머니와 달리 시력과 청력이 조금 불편할 뿐 대소변을 직접 가리는 등 건강한 상태라고 한다.

남성 최고령자는 1899년 10월 16일 태어난 인천에 사는 106세의 정용수 할아버지다. 박 교수팀 조사 결과 최고령자로 나타났던 전라남도 나주시 성북동의

이영수 할아버지는 이번 취재 결과 105세를 일기로 2010년 12월 18일 사망한 것으로 밝혀졌다.

통계청이 2011년 6월에 발표한 장수 노인 집계에 따르면, 우리나라 총인구 5,000만 명 가운데 100세 이상 노인은 1,836명이라고 한다. 이 가운데 호적의 오기와 기록 부전을 감안하면 1,500명 정도라고 할 수 있다.

옛날부터 우리나라에서는 다섯 가지 복, 즉 오복을 갖는 것이 인생의 극치라고 하였다. 우리 조상들은 수복강녕다자손壽福康寧多子孫, 즉 장수하고, 부자가 되고, 건강하며, 마음고생 없이, 자식손자를 많이 두는 것이 간절한 소원이었다. 요즘도 오복은 마지막 요건인 다자손을 빼고는 대부분 사람들의 소원이기도 하다. 최근 우리나라는 불경기로 30대, 40대에 실직하는 사람의 수가 크게 증가하고, 이에 따라 사람들의 스트레스 레벨도 높아져서 면역 기능이 떨어지고 각종 질병에 걸리는 경우가 증가하고 있다. 예전과 달리 젊은 나이에 자살하는 사람도 많다고 한다. 우리나라의 인구당 자살률이 세계에서 가장 높다고 하니 지금이 말세가 아니고 무엇이겠는가! 사이비종교인들이 나서서 세계의 종말이라고 크게 외칠 만하기도 하다.

그렇다면 인간은 몇 세까지 살 수 있을까? 이러한 질문은 매우 어려워 간단히 대답할 수 없다. 위에서 이야기한 프랑스의 칼망 할머니는 122세까지 살았으니 현재로는 122세가 그 한계라고 이야기할 수 있을 것이다. 다른 동물들에서 본다면 흰쥐는 3년, 개는 10년, 그리고 실험실에서 사용하는 선충은 2주일 정도 살 수 있다고 알려져 있다. 이와 같이 각 동물마다 수명의 한계가 대충 알려져 있다.

02

초고령 사회 한국

2009년 12월 통계청 자료에 따르면, 우리나라 총인구 중 65세 이상 인구가 차지하는 비율은 10.7%로, 우리나라는 2000년에 이미 65세 이상 인구의 비율이 전체 인구의 7% 이상을 일컫는 고령화 사회에 진입하였으며, 2018년에는 14% 이상인 고령 사회에, 2026년에는 20% 이상인 초고령 사회에 도달할 것으로 전망된다고 한다. 65세 이상 인구 가운데 여자 100명당 남자는 68.6명으로, 10년 전보다 7.4명 높아졌다. 이것은 의료 시스템의 완비와 건강에 대한 배려로 남자 고령자의 사망률이 낮아지고 있기 때문인 것으로 보인다.

앞으로 크게 우려되는 것은 노인 인구가 유소년 인구와 생산가능인구를 초과하는 것이다. 1999년에 유소년 인구(0~14세) 100명 당 노인 인구가 32명이었던 것이 2009년에는 64명으로 증가하였고, 2016년에는 노령화지수가 101로 노인 인구가 유소년 인구를 초과할 것으로 예상하고 있다. 이와 같이 우리나라는 노인 인구가 급속하게 증가하고 있는 것과 동시에 출산율이 세계 최저라는 두 가지 여건이 합해져 고령 사회에 진입하고 있다.

2009년 국제통화기금IMF은 '세계 경제 · 금융위기의 재정적 시사점' 보고서를 통해 신흥국의 노년 부양비가 2050년이 되면 평균 3배 정도 증가할 것으로 예상된다고 보고하였다. 그리고 특히 한국은 가장 급격한 '노년부양비' 증가에 직면해 있으며, 한국의 고령화 속도는 세계에서 가장 빨라 고령화에 따른 재정 지출 급증으로 향후 국가 재정에 큰 부담이 될 것이라고 보고하였다.

노년부양비란 생산가능인구(15~64세) 100명에 대한 고인구(65세 이상)의 비를 말한다. 즉 생산가능인구 100명이 부양해야 할 65세 이상의 인구의 수이다.

노년부양비 = (65세 이상 인구 ÷ 15~64세 인구) × 100

2006년 통계청 장래인구추계에 따르면, 생산가능인구 100명 당 부양해야 할 노인 인구는 2000년 10명에서 2030년에는 38명으로 3배 이상 증가할 것으로 전망하였다. 노년부양비는 2009년 현재 14.7로 1999년의 9.6에 비해 5.1 증가하였고 2009년 노인 한 명을 부양하는데 소요되는 생산가능인구는 6.8명이었다. 이 추세가 계속되면 2050년에는 젊은 사람 세 명이 노인 한 명을 부양할 것으로 예상된다. 2008년 12월 기준으로 65세 이상 인구의 비율이 가장 높은 지역은 전라남도 고흥군으로 인구 100명 가운데 30명이 노인이다.

이와 반대로 65세 인구 비율이 가장 낮은 지역은 울산시로 인구 100명 가운데 5명이 노인이다. 전반적으로 농어촌에 사는 젊은 사람들은 도시로 이주하여 그 인구가 감소하고, 65세 이상 노인들만 살고 있는 실정이다.

2005년 건강보험의 65세 이상 노인 의료비(4조 4천억 원)가 전체 의료비 (20조 5천억 원)에서 차지하는 비중은 21%였는데, 2008년에는 전체 의료비(35조 원)에서 차지하는 비중이 30%(10조 5천억 원)로 증가하였다. 앞으로 평균 수명이 높아짐에 따라 노인 의료비 증가가 계속될 것이므로 노인 의료비 부담을 어떻게 해결할 것인지 크게 우려된다. 미국에서도 2011년 의회에서 메디케이드Medicaid라고 하는 노인 의료비 부담의 일부를 노인 환자 자신이 부담하도록 하는 법 개정을 추진하고 있어서 사회적으로 큰 논란이 되고 있다.

우리나라 노인들의 사망 원인을 살펴보면 2008년 우리나라 65세 이상 인구의 사망 원인 1위는 암이고, 그 다음은 뇌혈관 질환, 심장 질환, 당뇨병, 만성하기도 질환 순이었다. 만성하기도 질환은 폐기종 등의 호흡기 질환으로 세계에서 흡연 인구가 제일 많은 우리나라에서 흡연 인구에게 다발하는 질환이다.

표 1-2. 65세 이상 인구의 사망 원인 및 사망률(단위 : 명/10만 명)

구분	1위	2위	3위	4위	5위
1998	뇌혈관 질환 (841.7)	암 (837.0)	심장 질환 (368.5)	당뇨병 (210.7)	만성하기도 질환 (168.5)
2007	암 (897.7)	뇌혈관 질환 (508.0)	심장 질환 (346.8)	당뇨병 (180.9)	만성하기도 질환 (146.0)
2008	암 (885.5)	뇌혈관 질환 (460.3)	심장 질환 (333.5)	당뇨병 (158.0)	만성하기도 질환 (136.1)

자료: 통계청 「사망 원인 통계」, 2008년

2장

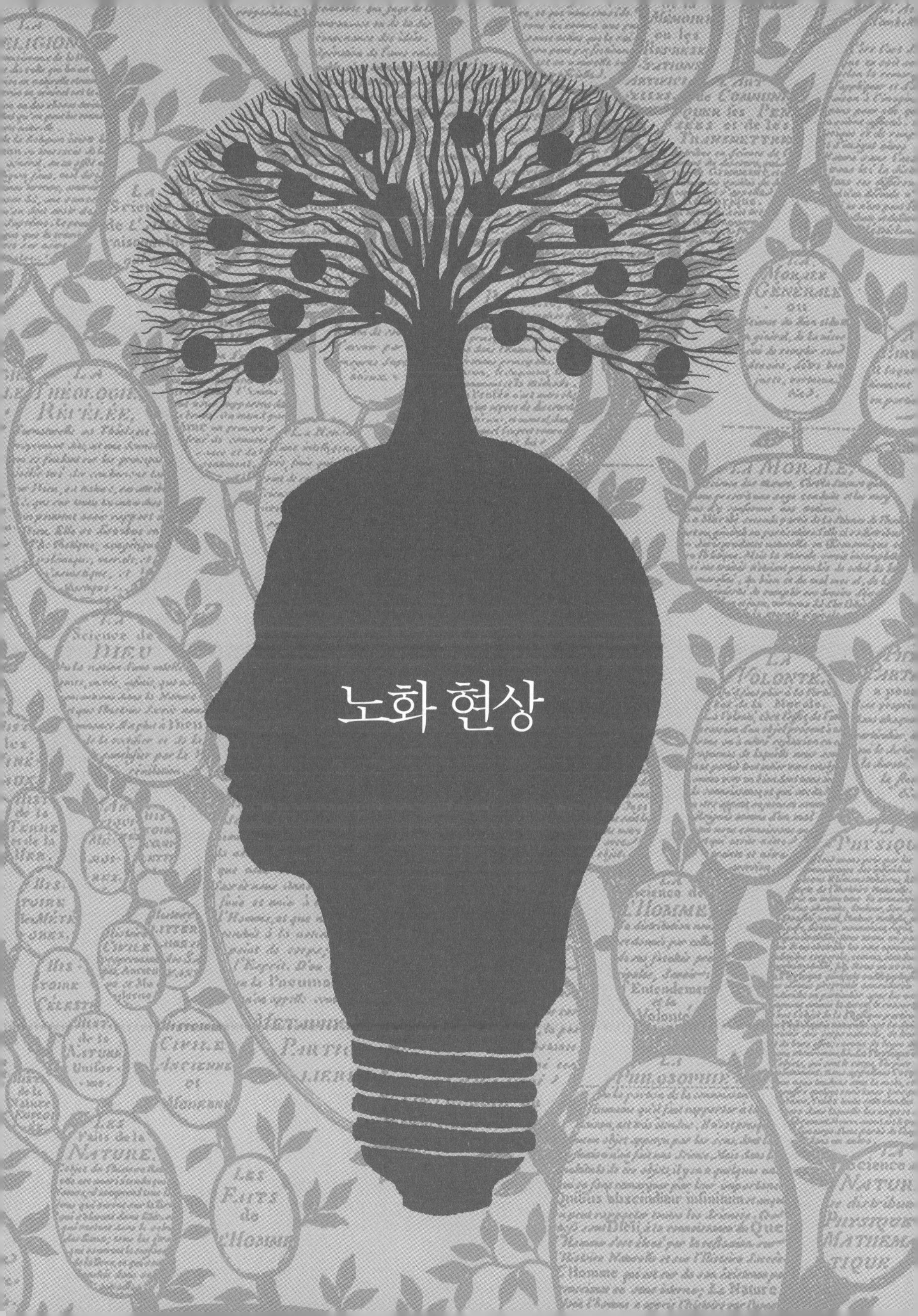

노화 현상

人間壽命
百歲時代

01
시력 저하, 피부와 모발의 쇠퇴

나이가 들면 사람의 몸에는 여러 가지 변화가 나타나게 된다. 주름이 늘고 머리카락이 희게 되며, 이가 빠지고 뼈가 부러지기 쉽다. 게다가 눈과 귀가 멀어지며 기억력이 크게 떨어진다. 이러한 신체적이고 정신적인 변화를 노화라고 한다.

노화에는 다섯 가지 특징이 있다. 첫째, 보편성이다. 노화는 어느 특정한 사람에게만 일어나는 현상이 아니라 모든 사람에게 공통적으로 일어나는 변화이다. 둘째, 점진성이다. 노화는 서서히 점진적으로 일어난다. 셋째, 유해성이다. 노화로 인해서 눈과 귀가 멀어지고 뼈가 쉽게 부러지고 기억력이 떨어지는 등 노화에 따라서 일어나는 증상이 모두 우리 신체에 해롭기만 하고, 어떤 것도 이롭거나 도움이 되는 증상이 없다. 넷째, 노화는 불가역성이 있어서 뒤돌아서지 않는다. 아무도 다시 젊어져서 청춘을 찾지 못한다. 다섯 째, 내인성이다. 노화는 외상이나 병균에 의한 감염증 등에 의해서 일어나는 것이 아니며, 계속 진행하고 그 뒤에는 죽음만이 기다리고 있다.

윌리엄 셰익스피어William Shakespere의 희극「그대 마음대로As you like it」의 제2막 7장에서 제이크Jaques는 노인이 되면 이가 빠지고 시력이 떨어지고 밥맛도 없어지는 노년을 한탄하고 있다.

All the world's a stage,
And all the men and women merely players,
They have their exits and their entrances,
And one man in his time plays many parts.

(중략)

Last scene of all,
That ends this strange eventful history,
Is second childishness and mere oblivion;
Sans teeth, sans eyes, sans taste, sans everything

모든 세상이 무대와 같아
모든 남자와 여자들은 배우에 불과하고
그들은 각자 퇴장과 입장이 있고.

한 남자가 사는 동안 여러 가지 배역을 맡게 되네.

(중략)

모두의 마지막 장면,
이상하고 파란만장한 역사를 끝내는 것은
다시 돌아온 어린 나이와 노망증
이는 빠지고 눈은 멀고, 입맛도 없어,
모든 것이 사라졌네.

시력의 저하

노인이 되었을 때 가장 먼저 오는 노화 증세는 시력이 떨어지는 것이다. 나이가 들면 안구의 조절이 나빠져서 가까운 사물이 잘 보이지 않게 된다. 사물이 확실하게 보이는 점을 근점이라고 하는데, 근점의 거리는 나이가 들면서 커진다. 이것을 노안이라고 하며 노안은 40세가 되면서 시작된다.

노안은 눈의 수정체가 노년이 되면서 탄력성을 잃고 딱딱해지며 수정체를 조절하는 근육이 쇠퇴하여 나타난다. 따라서 렌즈를 써서 빛을 조절시키고 초점을 맞추게 되는데, 이렇게 만드는 안경이 노안경이다.

또 노년이 되면 수정체 안에 혼탁한 점이 많이 생기고 투명도가 크게 떨어져서 시력이 저하되는데, 이것이 노인성 백내장이다. 60세 이상의 사람의

60~70%, 80세 이상의 사람의 100%에서 수정체의 혼탁이 있다.

당뇨병 환자는 수정체의 혼탁이 촉진되고 백내장이 온다. 당뇨병에 걸리면 신체 여러 곳에서 노화가 촉진되기 때문에 당뇨병도 노화가 진전되는 조로증의 하나라고 할 것이다. 백내장이 진전되면 수정체를 제거하고 인공수정체로 대체한다.

이 밖에도 노인성 황반변성증Age related macular degeneration이라는 노인에서 다발하는 시력 장애가 있다. 노인성 황반변성증은 망막 중심의 아래층을 구성하는 맥락막에서 혈관이 새롭게 계속 만들어지는 병이다. 이들 혈관은 쉽게 터져서 혈액과 삼출액이 나오고 부종을 일으켜서 흉터가 남게 되며, 결국 실명으로 이어진다. 혈관의 신생을 막기 위해 혈관신생인자를 억제하는 항체로 만들어진

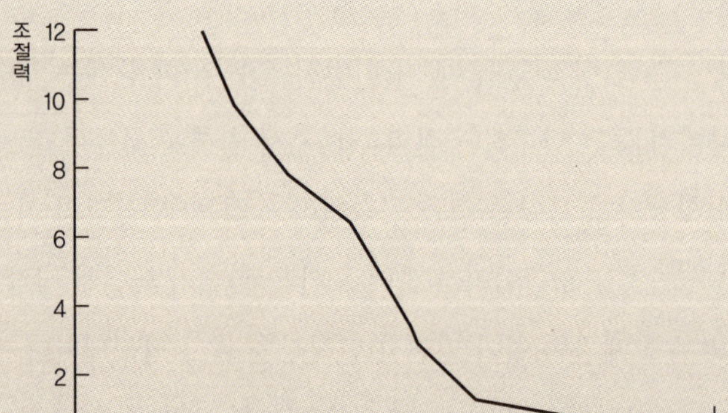

그림 2-1 나이에 따른 눈의 조절력 노년이 되어서 가장 먼저 오는 노화 증세는 시력의 저하, 즉 눈의 조절력이 크게 떨어지는 것이다.

루센티스 주사를 하면 증세가 좋아진다. 한 달에 한 번 안구 내 주사를 하는데 값이 비싸 일반인들에게는 부담이 크다.

피부의 노화

나이가 들면 피부 노화 증세가 나타나 얼굴에 주름이 많아진다. 또한 피부가 검어지고 반점이나 작은 혹이 무수하게 생길 뿐만 아니라 피부의 윤기가 없어져서 건조한 피부로 변하게 된다. 피부는 표피와 진피로 이루어져 있는데 피부의 두께 2밀리미터 중에 표피는 0.2밀리미터이고 나머지는 진피이다. 표피는 여러 층의 세포로 되어 있으며, 제일 바깥쪽은 피지막이라고 해서 피지선에서 분비되는 피부기름, 즉 유지분으로 덮이는 층이고 그 아래에는 각질층이 있고 제일 안쪽 바닥은 기저층이라는 세포층으로 되어 있다.

표피를 구성하는 케라티노사이트(각질 세포)는 기저층에서 만들어져서 피부 표층으로 이동하고 2주일 뒤에 피부 표면에 나와서 죽어버린다. 세포 시체가 모인 곳을 각질층이라고 하는데, 각질은 때가 되어서 벗겨지고 그 다음의 각질층이 나오게 된다. 피지막과 각질층은 피부의 수분을 보존하여 수분이 증발하는 것을 막는 역할을 하며, 나이가 들면서 피지선의 기능이 저하되어 유지분이 부족하게 된다. 또한 각질층이 교체되는 속도도 저하된다.

노인의 피부에서 더 문제가 되는 것은 주름이다. 25세부터 작은 주름이 생기기 시작하여 40세에는 크고 깊은 주름이 나타나고 나이가 들면서 상태는 더욱 나빠진다. 작은 주름은 표피의 상태와 관계가 있어서 수분과 피부의 유지분을

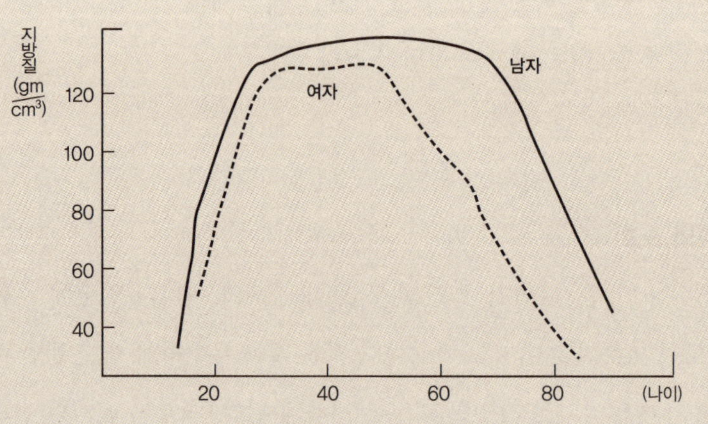

그림 2-2 나이에 따른 피부 유지분 농도 노년이 되면 피부의 피지선의 기능이 저하되어 피부의 유지분이 부족하게 되므로 피부가 건조하고 거칠어진다.

적당히 보급하면 좋아지는데, 크고 깊은 주름은 진피와 관계가 있어서 진피의 콜라겐 섬유와 탄성섬유가 노화됨에 따라 변성하고 탄성과 신축성을 상실하여 깊은 주름이 생기게 된다. 또한 오랫동안 햇볕에 노출되면 피부에 깊은 주름이 생기는데, 특히 얼굴, 목, 손발의 피부는 햇볕에 많이 노출되는 부위이기 때문에 다른 부분의 피부에 비해 노화의 변화가 먼저 나타난다.

최근 햇빛 속의 자외선이 콜라겐 섬유나 탄성섬유를 분해하는 효소를 유도한다고 알려져 있어 이것이 깊은 주름을 만드는 원인이라고 한다. 자외선은 반점 생성의 원인이 되기도 한다. 피부색은 멜라닌이라는 색소의 양에 의해서 결정되는데, 표피의 기저층에 존재하는 멜라노사이트가 멜라닌을 만들고 이것을 케라티노사이트에게 주면 이 세포가 멜라닌을 피부 표면으로 가져간 후 자신은 각질층이 되어 없어진다. 멜라닌도 몸 밖으로 함께 사라지는데 나이가 들면 이러한 균형에 오차가 생겨 멜라닌 생산이 너무 많아지거나 부족한 부분이 나타나게 된다. 멜라닌은 자외선을 흡수하여 체내에 들어가지 못하게 하는 방어 물질로, 자외선은 세포를 죽이고 세포의 암화를 유도하는 유독 작용을 갖는다. 미국이나 유럽에서는 멜라노마-흑색종 환자가 다발하는데, 이것은 일광욕을 과하게 하여 자외선에 의하여 피부 세포-멜라노사이트가 암화하여 일어난다.

모발의 노화

사람의 머리에는 10만 개의 머리카락이 존재한다. 머리카락은 하루 0.2~0.4밀리미터씩 성장하고 1년으로 환산하면 12센티미터씩 자란다. 머리카락의 수명은 2~7년이고 이후에는 빠져버리는데, 이는 평균적으로 하루 50개의 머리카락이 빠지는 것이라고 할 수 있다.

머리카락은 두피 속에 4밀리미터 깊이로 박혀 있으며, 이 부분이 표피와 진피에 싸여 있는 모포가 된다. 모포의 끝부분을 모유두라고 하는데 모유두 바로 위에는 모모세포(머리카락의 어머니 세포라는 뜻)가 있어서 분열을 계속하면서 위로 올라간다. 모모세포는 주위의 멜라닌 세포로부터 멜라닌 색소를 얻는다. 이러한 세포 각각의 역할로 인해 머리카락이 성장하고 길어지는 것이다. 수명이 다 되면 모모세포가 죽어서 머리카락도 저절로 빠지게 되는데, 30세의 모모세포의 수를 100%라고 하면, 80세에는 60% 정도가 된다. 따라서 노년이 되면 머리카락의 수가 현저하게 줄어든다.

대머리는 사춘기 이후의 남성에서 일어나는데, 사춘기 이전의 남자에서 고환을 제거하는 거세를 하면 대머리는 일어나지 않고 대머리 진행 중인 남자에서 거세를 하면 대머리 경과가 중지된다. 이와 같이 대머리와 남성호르몬은 밀접한 관계가 있다. 대머리는 탈모라고도 하는데 정확하게는 머리털이 빠지는 것이 아니라 모포가 변성함으로써 쪼그라들어 단단하고 굵은 머리털을 만들어 내지 못하는 현상이다. 즉 솜털 같이 가늘고 멜라닌이 없는 머리털을 만들어 내기 때문에 머리털이 단시간에 빠져버린다. 그러나 정상인 남성과 대머리 남성의 남성호르몬(테스토스테론)의 혈중 농도에는 차이가 없다. 모모세포와 남성호르몬의 관계에 대해서는 아직도 연구가 진행 중이다.

오늘날 대머리 남성을 위해서 많은 육모제가 시판되고 있는데, 이것은 모모세포를 활성화하고 남성호르몬 작용을 억제시키는 효과가 있다. 또 두피의 혈행을 증가시키는 것을 목적으로 하고 있다. 최근에 미녹시돌이라는 약이 대머리 치료제로써 각광 받고 있는데, 이 약은 원래 고혈압 치료제로 개발된 것으로 임상시험 중에 환자의 머리나 얼굴에 털이 나오는 부작용을 경험한 이후 대머리 치료제로 쓰이게 되었다. 미녹시돌에는 혈관을 확장시키는 작용이 있어서 두피의 혈행을 증가시키고 모모세포를 활발하게 하는 효과가 있다.

가령취(加齡臭) – 할머니 냄새

미국에서는 'Old lady smel', 우리나라에서는 '할머니 냄새'라는 말이 있다. 이 말은 노인들이 가까이 오면 야릇한 냄새가 난다는 것을 의미한다. 노숙자들이 수주일 동안 목욕을 안 하고 다니면 역시 이러한 불쾌한 냄새가 날 것이다.

약 10년 전 어느 잡지에서 일본의 시세이도 사가 노인들을 대상으로 하는 화장품을 개발하였다는 광고를 본 기억이 있는데, 아마도 이러한 노인들의 생리현상을 대상으로 한 것이 아닌가 생각된다.

2001년에 일본의 하제 박사가 '노인들에서 증가하는 체취–몸 냄새의–원인은 노네날' 이라는 논문을 발표하면서 가령취-할머니 냄새의 정체를 알게 되었다. 하제 박사는 25~75세의 사람들의 속옷을 모아서 그 속옷에서 나는 체취의 화학 구조를 게스 크로마토그래피로 분석한 후 노인에서 노네날이라는 불포화 알데하이드가 증가하고 있다고 보고하였다. 피부 표면의 피지가 모이면 그곳에 박테리아가 번식하여 노네날이라는 악취 성분을 만드는데, 노인에서는 피부상의 박테리아에 대한 면역력이 저하되어 노네날 생산이 증가하는 것이다.

우리나라에서도 이러한 가령취-할머니/할아버지 냄새를 중화하는 화장품이나 비누를 개발하는 것이 크게 기대된다.

02
근육과 골격의 노화

근육의 쇠퇴

운동선수에게서 볼 수 있는 근육의 아름다움은 젊음의 상징이기도 하다. 미켈란젤로의 다비드 조각상에서 보이는 근육은 무엇에도 비할 수 없이 아름답다. 그런데 나이가 들면 근육 양이 현저하게 감소하고 운동 능력도 크게 떨어진다.

사람의 몸을 구성하는 근육은 굵기가 0.1밀리미터 정도의 긴 구조체인 근육세포가 모여서 만들어지는데, 근육 세포 속에는 근원섬유가 가득 차 있다. 근육이 신축할 때마다 근원섬유가 길어졌다 짧아졌다 하면서 근육 운동이 일어난다. 그런데 나이가 들면 근육세포 수가 감소하고 세포 내의 근원섬유도 감소하여 근육세포 자체가 축소된다. 근육의 쇠퇴는 노화 이외에도 일어나는데, 예를 들면 병으로 누워 있는 환자들의 근육이 쇠퇴하는 것은 잘 알려진 사실이다.

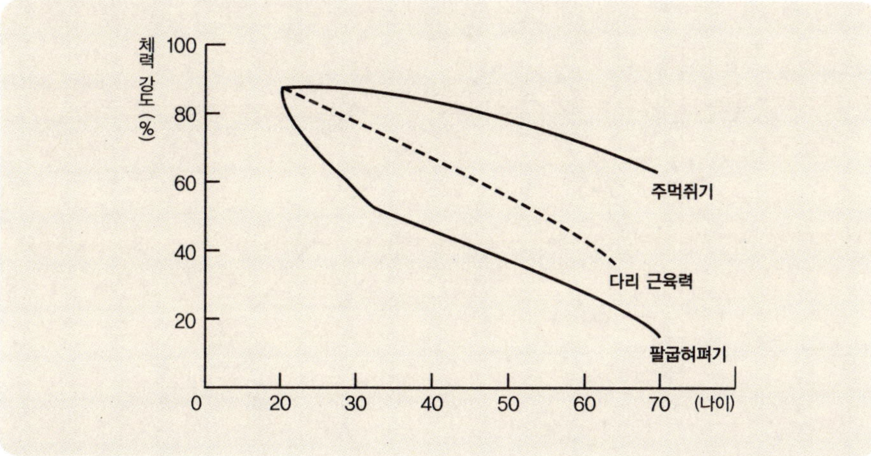

그림 2-3 나이에 따른 체력 강도의 변화 노년이 되면 근육력의 저하가 현저하다. 주먹쥐기, 다리 근육력, 팔굽혀펴기에서 이를 알 수 있다.

뼈에서 일어나는 변화

나이가 들면 여러 곳에서 골절이 일어나기 쉽고 골다공증이 나타난다. 골다공증은 연령이 높을수록 발병률이 높고, 특히 여성에서 다발하는 특징이 있다. 일반적으로 뼈의 양이나 밀도는 30대에 최대가 된 후 그 이후에는 점차 감소한다.

뼈는 바깥쪽의 피질이라는 단단한 부분과 안쪽의 말랑말랑한 해면골로 구성되어 있고, 이들이 결합해서 가볍고도 단단한 골격을 이룬다. 뼈를 만드는 성분은 콜라겐 섬유와 그에 붙는 하이드록시 아파타이트(칼슘과 인산을 포함하는 화합물)인데, 고층 건물을 예로 들어 이야기한다면 콜라겐 섬유의 경우는 쇠로 된

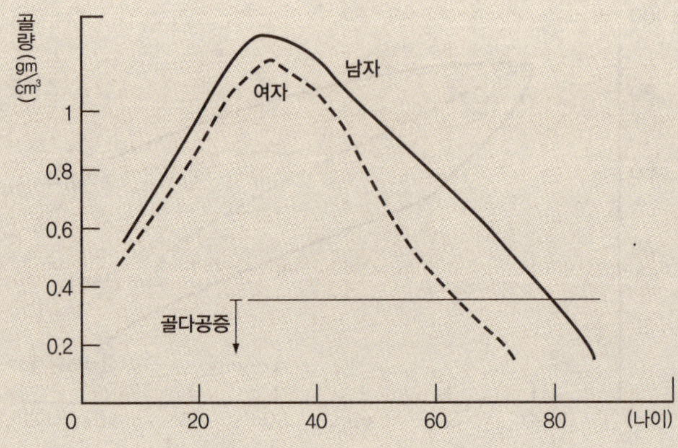

그림 2-4 나이에 따른 골량 감소 뼈의 양이나 밀도는 30대에 최대가 된 후 점차 감소한다. 남성에 비하여 여성의 골량 감소가 현저한 것은 여성에서 골다공증이 많은 것을 의미한다.

철골이고 하이드록시 아파타이트는 시멘트에 비유할 수 있다. 그러나 뼈는 고층 건물의 예와는 달리 항상 대사가 일어나서 새로운 뼈가 만들어진다. 즉 오래된 뼈는 파골세포에 의해 제거되고, 이를 골아세포가 다시 만들어 낸다. 나이가 들면서 뼈를 새로 만드는 속도와 뼈를 부수는 속도의 균형이 깨지면 골다공증이 발생하는데, 균형이 깨지는 가장 큰 원인으로는 칼슘의 결핍을 들 수 있다.

칼슘이 중요한 이유

칼슘은 신체의 세포가 활동하는데 매우 중요한 역할을 한다. 혈액 중의 칼슘 농도는 항상 일정하게 조절되며, 칼슘 농도 조절에는 뼈가 가장 큰 역할을 한다. 신체 칼슘 전체의 99% 이상이 뼈에 존재하기 때문에 뼈는 칼슘의 저장 창고라고 할 수 있다. 음식에서 공급되는 칼슘 양이 부족하면 혈중 칼슘 농도가 저하되어 뼈로부터 칼슘이 빠져나와 혈중 칼슘 농도를 정상으로 유지하고, 반대로 혈중 칼슘 농도가 높아지면 칼슘을 뼈에 저장한다.

성인은 하루에 0.8그램의 칼슘이 뼈를 드나드는데, 혈액이나 조직에서 하루 0.3그램의 칼슘이 대소변으로 배출되기 때문에 음식으로 보충해야 한다. 창자에서의 칼슘 흡수율은 50%이므로 성인은 0.6그램의 칼슘을 음식으로 섭취해야 하며, 노인은 창자에서의 흡수율이 이보다 낮기 때문에 하루 1그램의 칼슘을 음식으로 보충해야 한다. 창자에서 칼슘 흡수에 필요한 것은 비타민 D로, 그 가운데에서도 비타민 D3가 이용된다.

노년이 되면서 신장에서 비타민 D3를 생산하는 기능이 저하되면 칼슘 흡수가 감소하여 골다공증이 발생하게 된다. 여성이 남성보다 골다공증이 많은 이유는 폐경기 이후 난소에서 생성되는 에스트로겐 호르몬이 급속하게 저하되고, 이에 따라 뼈의 형성과 흡수의 균형이 깨지기 때문이다.

관절의 노화

나이가 들면 손, 발의 관절통으로 고생하는 사람이 많다. 50세에서 40% 정도가 관절통 증세를 보이며, 특히 여성에서 그 경향이 심하여 70세 여성에서는 75%가 관절통이나 관절 이상을 갖는다. 이 가운데서 많은 것이 퇴행성 관절염과 만성 관절 류마티스다.

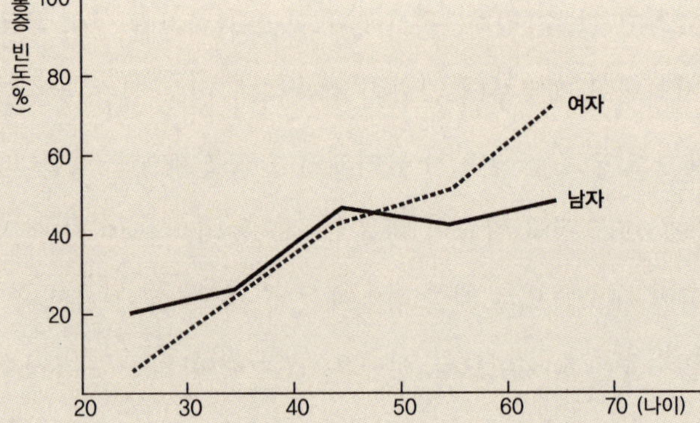

그림 2-5 나이에 따른 통증 빈도 노년이 되면 관절염과 신경통 등의 통증 증세가 크게 증가한다. 또한 여성에게서 통증 횟수가 많은 것을 알 수 있다.

뼈 끝에 있는 연골이 높은 탄력성으로 뼈와 뼈를 이어줌으로써 외부의 힘을 흡수하는 쿠션 역할을 한다. 연골은 연골 세포와 콜라겐으로 구성되어 있는데, 노년이 되면 이 부분이 쇠퇴하고 얇아져서 쿠션 작용이 저하된다. 이에 따라 관절통이 생기고 염증이 일어나서 파괴와 변형이 진행되는데, 이것이 퇴행성 관절염이다. 관절 류마티스는 몸의 면역 기능에 이상이 일어나서 자기면역으로 인해 관절에 염증이 생기고 관절통, 부종, 운동 저하를 동반하는 것이다.

치아의 노화

노인들은 나이가 들면 이가 나빠져서 틀니나 임플란트 등의 인공치아로 대체하게 된다. 40대에는 평균적으로 2.7개의 치아가 여러 가지 이유로 없어지고, 50대에는 7개, 60대에는 15.5개, 그리고 80대에는 25개의 치아가 없어진다.

치아 자체도 노랗게 변색하고 약해지는데, 이보다 더 심각한 것은 치아를 지탱하는 조직인 치조골이라는 뼈의 양이 감소하고 치육(치아 주위의 근육 조직)이나 치근막이 노화에 따라 쇠퇴하는 것이다. 이 때문에 치아를 지탱하지 못하게 되어 치주질환에 걸리기 쉽고, 이어서 이가 빠지게 된다.

치아를 오랫동안 건강한 상태로 유지하려면 식사 후에는 반드시 칫솔질을 하고, 6개월에 한 번은 치과에서 진료를 받는 동시에 치과위생사의 도움으로 클리닝을 하는 것이 바람직하다.

03

심장, 폐, 간, 위장, 신장의 노화

노화의 특징은 신체를 구성하는 체세포 수가 감소하고 세포 기능 자체도 저하하는 것이다. 이에 따라서 호르몬을 생산하는 내분비 계통이나 외계와의 관계를 조절하는 면역계의 기능도 저하된다.

개체의 죽음은 심장, 폐, 간, 신장, 뇌 등 각종 장기의 기능 저하에 의해 일어나고, 그 가운데서 가장 짧은 수명을 가진 장기의 기능 저하와 죽음에 의해 개체의 죽음이 일어난다. 세균 같은 단세포 생물은 좋은 환경에서는 계속해서 세포분열을 하지만, 나쁜 환경에서는 곧 죽어버린다. 이와 같이 단세포 생물에서는 생과 사 두 가지 조건만 존재하고, 다세포 생물에서와 같은 노화 현상이 없다.

개체를 구성하는 모든 세포는 하나의 통일된 증식이나 대사를 수행함으로써 생존할 수 있기 때문에 각 세포가 제멋대로 증식하지 못하게 하는 조절 기능이 있다. 이 조절 기능이 깨지면 세포는 무한히 증식을 계속함으로써 개체의 통제

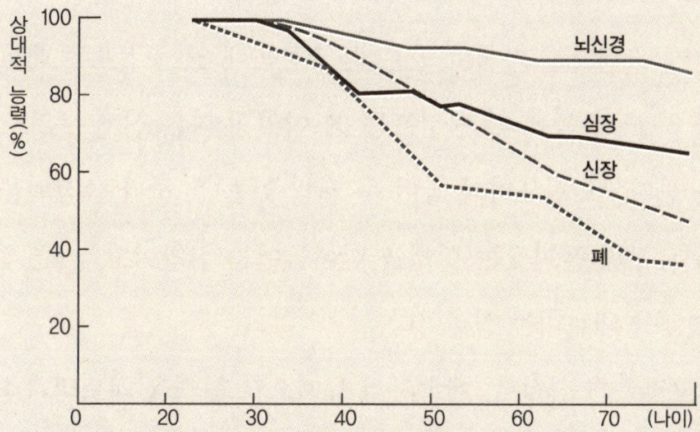

그림 2-6 나이에 따른 신체 기관의 상대적 능력 노년이 되면 심장, 신장, 폐, 간 등의 각종 장기의 기능 저하가 일어나는데 뇌신경 기능 저하가 최소한으로 그치는 데 비하여 신장과 폐 기능이 크게 떨어진다.

가 완전히 깨져버리는데, 이것이 바로 암이다.

따라서 노화 시스템은 암 발병 방지 시스템과 깊은 연관을 갖고 있다. 다세포 생물이 생존을 유지하기 위해서는 비정상적인, 즉 상처 입은 세포를 제거해야 한다. 그런데 노화한 조직이나 장기에서는 상처 입은 병든 세포를 제어하는 기능이나 상처 입은 세포를 고쳐서 보상하는 기능이 크게 저하되어 있다.

심장의 노화

심장은 우리 몸에서 하루 종일 쉬지 않고 활동하는 기관으로, 근육으로 만들어진 펌프라고 할 수 있다. 심장은 하루에 9,000리터의 혈액을 온몸에 공급하고 있으며, 일반적으로 80년 동안 휴식 없이 활동하고 있다.

심장은 두 개의 펌프를 가지고 있는데, 오른쪽에 있는 펌프는 폐로 혈액을 보내는 역할을 하고, 왼쪽에 있는 펌프는 폐 이외의 다른 신체 부위로 혈액을 보내는 역할을 한다. 또 펌프마다 방이 두 개씩 있는데, 하나는 정맥을 통하여 다른 신체 부위로부터 돌아오는 혈액을 받아들이는 심방이고, 다른 하나는 동맥을 통하여 혈액을 내보내는 심실이다.

한편 심방으로부터 심실로, 계속하여 동맥으로 혈액을 내보내기 위해서는 밸브가 필요하다. 좌심방-좌심실 사이에는 승모변, 좌심실과 동맥 사이에는 대동맥변이 있다. 우심방-우심실, 우심실-폐동맥 사이에도 각각 밸브가 있어서 혈액의 역류를 방지한다.

심장의 펌프로서의 작용은 나이가 들면서 크게 저하된다. 예를 들면 운동을 할 때 젊은 사람의 경우는 심박수가 1분에 180까지 올라갈 수 있는 반면, 60세 이상 노인의 경우는 140 이상 올라가지 못한다. 또한 동맥경화에 의하여 혈관벽이 두꺼워지고 경화가 일어나서 혈관의 신축성이 저하되어 혈액을 신체 각 부위에 내보내는 심장의 부담이 크게 증가한다. 그리고 그 결과 심장 비대증이 나타나게 된다.

또한 심장의 밸브, 즉 승모변과 대동맥변은 신체 가운데서도 가장 운동량이 많은 조직에 있어서 나이가 들면서 석회침착과 섬유화가 급속하게 진전된다. 이에 따라서 밸브의 개폐가 크게 저하된다. 또 심장이 펌프로써 활동하기 위해서는 전기적 자극이 있어야 한다. 그런데 나이가 들면서 전기적 자극을 일으키는 세포 수가 감소하고, 그 자극을 주는 경로에도 변화가 생겨 노인의 경우 부정맥 환자가 크게 증가한다. 페이스메이커를 달고 다니는 노인이 많은 것은 부정맥을 고치기 위한 것이다.

노화와 동맥경화

혈관에는 동맥과 정맥이 있다. 심장에서 내보낸 혈액은 대동맥으로 들어가서 가지를 치는 소동맥을 따라서 온몸으로 퍼지고 마지막에 모세혈관으로 간다. 모세혈관은 조직에 산소와 영양분을 공급하고 이산화탄소와 노폐물을 받아들인다. 모세혈관의 혈액은 다시 모여서 작은 정맥이 되고, 이어서 대정맥을 통해서 심장으로 돌아간다.

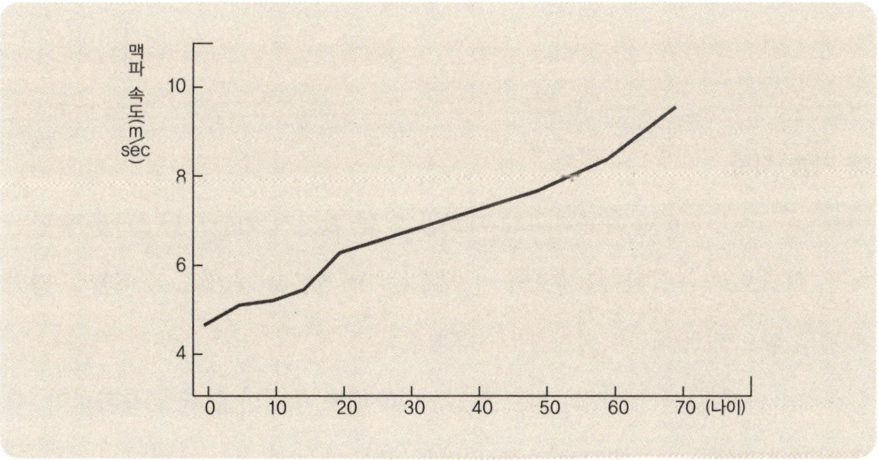

그림 2-7 나이에 따른 맥파 속도 노년이 되면 혈관(대동맥)의 생리 기능이 크게 저하된다.

혈관은 혈관 내피세포, 평활근, 콜라겐, 엘라스틴 등의 섬유성 단백질들로 되어 있는데, 노화에 의해서 섬유성 단백질에 변화가 생겨 혈관벽이 두꺼워지고 신축성과 탄력성을 잃어 혈류의 수송이 늦어지고, 이어서 혈압이 크게 상승하게 되는 원인이 된다.

큰 동맥의 벽은 안쪽으로부터 혈관 내피세포, 내막, 중막, 외막의 4중 구조로 되어 있다. 나이가 들면서 동맥의 내막이 두꺼워지고 혈관의 탄력성이 없어지면 혈액의 통로가 좁아져서 각 내장으로 가는 혈액의 공급이 감소하는데, 이것이 동맥경화증이다.

이와 같이 혈액의 공급이 감소하면 내장의 기능이 저하된다. 심장에 대한 혈액 공급을 담당하는 것은 관상동맥으로 노인이 되면 관상동맥의 경화에 의한 심근경색이 많이 일어난다. 동맥경화증의 위험인자로는 담배, 고혈압, 당뇨병, 면역 반응 그리고 혈중의 고콜레스테롤 등이 있다.

폐 기능 저하

폐는 나뭇가지가 가지를 치듯 갈라진 기관지와 그 끝에 달린 폐포, 혈관으로 구성된다. 폐포의 총 개수는 7억 5천만 개 정도로 이들을 평면에 펼쳐 놓으면 50제곱미터가 된다고 한다.

온몸의 혈액은 심장펌프의 힘으로 2분마다 폐포 주위의 혈관을 통과하며, 이때 이산화탄소를 내보내고 산소를 받아들인다. 폐는 호흡할 때마다 커졌다 작아졌다를 거듭하는데, 이 신축 운동을 조절하는 것이 횡격막이라는 근육막과

가슴의 갈비뼈 사이의 외극간근이라는 근육이다. 그리고 뇌의 호흡 중추에서 이러한 호흡 기능을 조절한다.

뇌의 호흡 중추는 혈액 중의 산소나 이산화탄소의 농도에 따라서 호흡을 조절하는데, 나이가 들면 폐의 능력이 크게 떨어져서 폐활량을 측정해 보면, 그 저하를 현저하게 볼 수 있다. 이것은 폐의 탄력성 저하와 횡격막 근육의 쇠퇴에 원인이 있다.

노인이 되면 한 번 호흡하는 공기의 양이 감소함에 따라 호흡하는 횟수가 증가한다. 100세 노인들이 사망하는 경우 직접적인 주요 사망 원인이 폐렴인 것을 보면 노인에게 호흡 기능이 매우 중요하다는 것을 알 수 있다.

간의 노화

간은 신체가 필요로 하는 에너지나 물질을 생산하고 유독물질을 제독除毒하는 등의 역할을 한다. 이 때문에 흔히 간을 신체의 화학공장이라고 한다. 우리가 술을 마시거나 약을 먹으면 이들이 모두 간에서 처리된다. 간은 나이가 들면서 그 사이즈가 크게 감소하는데, 20~30세에서는 간의 무게가 2킬로그램인데 비해 70대에는 1.4킬로그램, 80대에는 1.2킬로그램 정도로 반 정도가 줄어들고 간 기능도 크게 저하된다. 이것은 나이가 들면서 간세포 수가 감소하기 때문이다. 즉 나이가 들면 간세포가 노화하여 리포푹신lipofuscin이라는 노화색소가 세포 내에 많이 증가한다.

위장의 노화

—— 사람은 음식물을 섭취한 후 입속에서 음식물을 잘게 씹어 작게 만들고 위로 내려 보낸다. 위에서 음식은 2~4시간 동안 머물러 있으면서 소화가 시작된다. 이때 음식은 위액과 섞이는데 위액 속의 위산이 음식 속의 잡균을 죽여 버린다.

위 다음은 소장이다. 이곳에서 우리가 섭취한 음식은 췌액 및 담집과 섞이고, 그 속에 있는 소화 효소에 의해서 음식의 탄수화물, 단백질, 지방이 분해되고 이어서 소장에서 흡수된다. 그런데 나이가 들면 이러한 소화 장기의 활동이 저하된다. 이에 따라 타액(침), 위액, 췌액 등의 소화액의 생산이 저하하고 소장의 전동 운동(음식을 계속하여 내려 보내는 운동)이 저하하여 음식이 위장에 남아 있는 시간이 크게 증가한다.

신장의 노화

—— 신장은 신체에서 불필요하게 된 대사산물을 소변으로 배설하는 이외에 몸 안의 수분이나 나트륨 양을 조절하고 생리활성물질, 예를 들면 혈압 조절 호르몬을 만들어 낸다.

신장은 100만 개 이상 되는 네프론이라는 단위 구조를 가지고 있는데, 네프론 속에는 사구체라는 구조가 있어서 혈액을 여과하여 대사산물을 제거하고 소변을 만드는 역할을 한다. 성인의 경우 사구체는 1분에 0.1리터, 하루에 150리터의 혈액을 걸러 내는데, 이러한 사구체의 여과 능력은 나이가 들면서 급격하게 저하되어 30세 때의 여과 능력을 100이라고 하였을 때 80세에서는 50%로 크게 감소한다.

이와 같이 신장에서는 노화에 따라 여과 능력이 저하되어 나트륨 배설 조절이나 혈압 조절 호르몬 생산이 크게 떨어진다. 이를 형태학적으로 본다면 노화에 따라서 신장의 네프론 수의 감소, 혈관의 경화, 결체 조직 양의 증가 현상이 나타나고, 신장에서 세포 수가 감소하는 장소를 콜라겐이 채우게 됨으로써 콜라겐의 양이 증가하게 되는 것이다.

04
면역력과 성기능 저하

면역력 저하

사람은 세균이나 바이러스 등 이물질이 침입하면 이것을 제거하는 방어기구를 가지고 있는데, 이를 면역계라고 한다. 여기서 중요한 것은 면역계는 자기와 남을 구별하여 자기와 다른 것만을 공격한다는 것이다. 면역계에서 중심적인 역할을 하는 것은 T 세포로, T 세포는 자기와 남을 구별해 내는 능력을 가지고 있다. T 세포의 원조는 골수에서 만들어지고 흉선으로 이동하여 그곳에서 대량 증식한다. 이후 교육 훈련을 받은 다음 성숙한 T 세포가 된다. 흉선은 출생 직후부터 위축되기 시작해서 20대에는 50% 정도로 줄어들고 노인이 되면 지방덩어리로 된다.

T 세포는 수명이 길어서 면역 기능 유지에 크게 공헌하지만, 나이가 들면서 여러 가지 이상 현상이 나타나 자기와 남을 구별하지 못하고 자기면역 현상이

일어나 관절 류마티스, 전신성 홍반낭창, 갑상선염 등이 일어나게 된다. 우리나라에서는 10만 명에 4명 정도여서 크게 문제가 되지 않지만 유럽이나 미국은 1,000명에 1명의 비율로 다발성 경화증이라는 뇌질환인 자기면역성 질환이 나타난다.

노화가 진행되면 이러한 자기면역 현상이 일어나는 한편, 세균이나 바이러스 등의 이물질에 대한 방어력이 크게 떨어진다. 노인의 주요 사망 원인이 폐렴이나 요로 감염인 것도 바로 이 때문이다.

최근에는 면역계가 뇌신경계, 내분비계와 서로 밀접한 관계가 있는 것으로 알려지고 있다. 면역계 세포가 만드는 인터루킨은 뇌신경계 세포에 작용하고 뇌신경계의 신경전달물질이 면역계 세포에도 작용한다는 것이다. 면역계의 림프 세포는 특이 조건 아래에서 여러 가지 호르몬을 만든다고 한다. 최근에 미국에서 면역계와 뇌신경계의 관계에 있어서, 부인을 먼저 떠나보낸 노년의 남자에게서 면역계가 크게 저하되어 병에 걸릴 확률이 높다는 연구가 발표되기도 하였는데, 이것은 정신적 스트레스가 면역계에 큰 영향을 미친다는 것을 보여주는 사례이다.

성기능 저하

여성의 경우 40세 이후 폐경이 오면 난소 기능이 정지하고 신체에 여러 가지 변화가 오게 되는데, 이 시기를 갱년기라고 한다. 난소에서 분비되는 에스트로겐 호르몬의 양이 저하하고 이에 수반하여 골다공증에 걸리게 되는데, 남성에서도 갱년기가 있다는 설이 있으나 아직까지 의학적으로 증명된 것은 없다.

남성의 성기능 중심 기관인 고환의 무게를 보면 나이가 들면서 점차 작아지는데, 이것은 고환에서 분비되는 남성호르몬 양의 혈중 농도의 저하를 의미한다. 한편 남성호르몬 분비 저하와 성적 능력과는 관계가 없다고 알려져 있다. 40~50대에 성적 능력이 저하하고 발기 능력이 떨어지는 경우가 있는데, 이것은 정신적 스트레스나 당뇨병, 심장병 등 다른 장기의 병이 원인인 것으로 생각된다.

최근에는 비아그라viagla와 시아리스cialis가 나와서 성기 발기능을 높이는 데

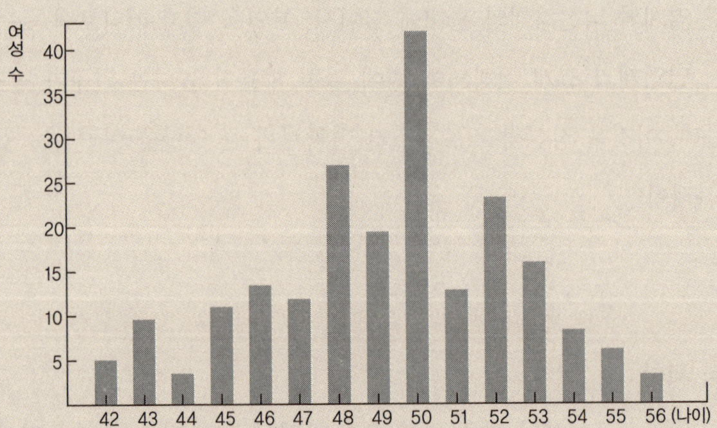

그림 2-8 여성의 나이에 따른 폐경 여성의 비율 여성에서 40대 전반에 시작되는 폐경은 48~50세에서 정점을 이룬다.

효과를 보고 있다. 이 약은 원래 혈관을 확장시켜서 혈류량을 증가시키는 심장약으로 개발되었는데, 임상시험에서 부작용으로 성기가 커지는 것을 보고 성불능자 치료제로 사용하게 되었다.

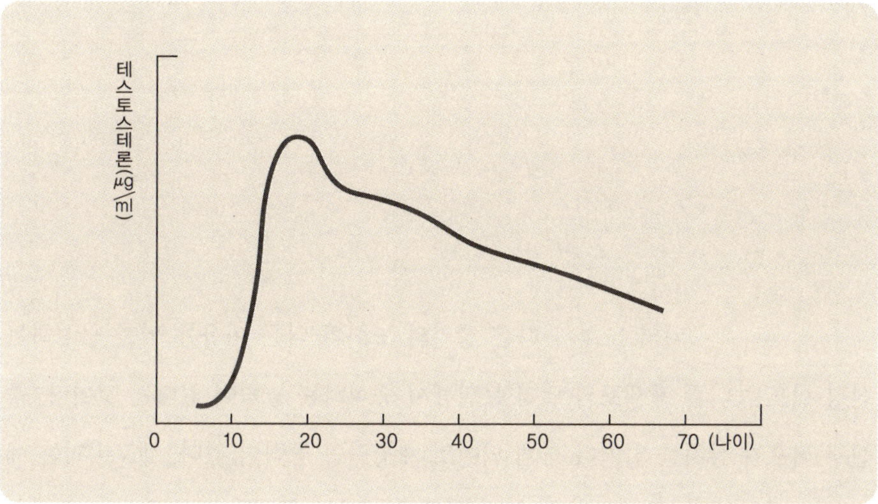

그림 2-9 남성의 나이에 따른 남성호르몬 테스토스테론의 혈중 농도 남성은 나이가 들면서 남성호르몬이 혈중 농도가 크게 떨어진다.

05

뇌의 노화

뇌의 노화가 다른 장기의 노화와 다른 이유는 뇌를 구성하는 신경 세포는 다른 체세포와 달리 분열해서 증식하는 능력이 없다는 것이다. 즉 신경 세포가 상처를 입거나 죽게 되어도 재생하는 능력이 없다. 텔로미어는 세포의 수명을 결정하는 중요한 세포 내 구성 기관인데, 텔로미어의 길이가 세포의 수명을 결정한다고 한다. 즉 어린 아이 체세포의 텔로미어는 80세 노인 체세포의 텔로미어에 비해 길다. 그러나 사람 신경 세포의 텔로미어는 젊은 사람이나 노인이나 알츠하이머병 환자나 그 길이가 같다는 것이 특징이다. 즉 체세포의 수명을 결정하는 텔로미어는 뇌의 신경 세포의 생사나 노화와 관계가 없다. 신경 세포의 죽음에는 급성사의 경우 뇌의 영양을 조절하는 혈관의 장애에 의한 것이 많고, 만성사의 경우 활성산소(프리라디칼)나 신경 세포 내 미토콘드리아 기능 저하가 큰 역할을 하고 있다.

신경 세포의 죽음에는 아포토시스apoptosis(세포자살)와 네크로시스necrosis(세포괴사)의 두 가지가 있는데, 알츠하이머병이나 파킨슨병 등의 만성 신경변성 세포질환에서는 아포토시스, 급성으로 일어나는 뇌졸중이나 뇌외상에서는 네크로시스에 의한 신경 세포사가 주체가 된다.

신경 세포의 세포대사가 급격하게 저하되면 세포막의 기능이 상실되고 세포 안의 이온 밸런스가 깨진다. 또 세포 안의 단백질 분해 효소가 활성화되어서 단백질로 만들어진 세포의 구성 요소인 미토콘드리아, 소포체, 리보솜 등의 세포 소기관이 분해되어서 깨진다. 이와 동시에 세포막이 터져서 세포질이 밖으로 새어나와 세포 붕괴가 일어나는데, 이것이 네크로시스이다.

뇌의 노화에서는 아포토시스가 대단히 중요하다. 1980년대까지 신경학이나 신경병리학 분야에서는 네크로시스만 주목을 받고 아포토시스라는 세포사 메커니즘이 존재한다는 것은 알지 못하였다.

최근 들어 아포토시스라는 새로운 세포사가 있다는 것을 알게 되었는데, 아포토시스는 세포의 내인성 메커니즘에 의해서 세포가 가진 세포사 시스템이 가동되어 세포 자체가 죽어버리는 세포의 죽음이다. 아포토시스는 발생과 분화 등 동물의 개체 형성시 중요한 역할을 하며, 감염증, 암 등 내적 요인 또는 상처, 외부 독 등 외적 요인에 의한 세포사에서도 중요한 역할을 하는 것으로 알려져 있다. 아포토시스는 알츠하이머병이나 파킨슨병 등의 신경변성 질환에서의 신경 세포사나 노화에 따른 신경 세포사에서 특히 중요하다. 또한 최근 아포토시스를 시작하는 또는 억제하는 여러 가지 분지 제어시스템이 밝혀짐에 따라 신경변성 질환이나 노화의 진행을 억제하고 그 과정을 지연시키는 방법 등이 연구되고 있다.

사람의 뇌의 무게는 나이가 들면서 감소한다. 그러나 90세 사람의 간의 무게가 30세 사람의 간의 무게의 50%인데 비해 뇌의 무게는 30세 사람 뇌 무게의 80%로 감소율이 그렇게 크지는 않다. 이러한 노년에 일어나는 뇌 무게의 감소는 신경 세포의 세포사에 의해서 일어나는데, 대뇌피질, 소뇌피질, 중뇌의 흑질이나 정반핵 등에서 특히 명백하다.

고등신경 기능을 지배하는 대뇌피질 그리고 운동계를 조절하는 소뇌나 흑질에서 신경 세포사가 노화에 따라 증가하고 있다는 것은 노년이 되면 지적 기능과 운동 기능이 먼저 장해를 받는 것을 뜻한다. 연구에 따르면, 30세 이후에는 하루에 10만 개의 신경 세포가 죽는다고 한다. 신경 세포가 이렇게 대량으로 죽고 있다고 걱정할 수도 있는데, 신경 세포수가 감소하더라도 나머지 신경 세포가 신경 세포 보충 네트워크를 만들어 그 역할을 담당하므로 문제는 없다. 그러나 80세나 90세 정도가 되면 그 보상 기능이 저하되어 문제가 된다.

노년이 되면 신경 세포의 세포 내에 찌꺼기처럼 생긴 침전물인 리포푹신이 증가하게 된다. 리포푹신은 여러 가지 화학물질의 복합체로, 이것이 증가하였다고 해서 신경 세포의 생존에 영향을 미치지는 않는다. 리포푹신은 세포 활동 결과 생기는 노폐물이므로 리포푹신이 많이 생긴 신경 세포는 그만큼 활동을 많이 하였다고 할 수 있다.

노년, 특히 알츠하이머병 환자의 뇌에서는 노인반senile plaque이라는 구조물이 대량 검출되는데, 이것은 베타아밀로이드를 중심으로 모인 변성 신경 세포 돌기이다. 노인반은 알츠하이머병 환자 뇌의 특징적인 구조로 생각되었으나 최근에 정상적인 노인의 뇌에서도 볼 수 있다는 것이 알려졌다. 노인반은 정상 노인 뇌의 해마에서만 볼 수 있는데 비해 알츠하이머병 환자의 뇌에서는 뇌 전체에 나타난다는 것이 차이가 있다.

신경변성 질환인 알츠하이머병이나 파킨슨병은 대부분 50세 이후에 일어나는 신경질환이므로 뇌의 노화와 관련이 있는 것이 확실하다. 신경 세포에서 볼 수 있는 신경 세포 내 비정상 구조로서 알츠하이머병에서의 신경원섬유변화, 파킨슨병에서의 루이소체Lewy body 등이 있는데, 이러한 비정상적인 신경 세포 변화는 가끔 정상 노인에게서도 볼 수 있으므로 뇌의 노화와 관계가 있다고 해석된다.

이들 신경 세포의 비정상 구조물은 주로 신경 세포와 그 돌기의 골격 단백질의 이상으로 생겨난다. 이들 신경 세포의 골격 단백질은 신경 세포간의 정보 전달에 중요한 역할을 하고 있어서 비정상 골격 단백질이 축적하게 되면 뇌에서의 정보 전달이 순조롭지 못하고 늦어져 노년에 지적 기능 또는 운동 기능에 장해가 일어나게 된다.

06
노화 현상과 노화 학설

노화 현상

노화란 생물의 일생 중 후반기에 볼 수 있는 현상으로, 생물의 죽음과 관련이 있으며 단순히 나이를 먹는 현상의 일부라고 생각하는 경향이 많다. 생물은 출생 순간부터 노화가 시작되는데, 이것은 자연적인 생물현상으로 생각된다. 생물에는 각각 한정된 수명 life span이 있으며, 가장 오래 살 수 있는 수명을 한계 수명이라고 한다. 한계 수명은 생물의 종류에 따라 크게 차이가 있는데, 포유류 동물 중에서도 가장 오래 사는 동물과 가장 짧게 사는 동물의 수명은 60배나 차이가 난다.

노화 자체는 병은 아니지만 노화 현상이 일어나면 병에 걸리기 쉽고 죽을 확률이 높아지는 것이 사실이다. 노화는 크게 생리적 노화와 병적 노화로 나눌 수 있다. 생리적 노화는 병에 걸리지 않고 좋은 환경에서 자연적으로 나이를 먹고 죽음에 이르는 현상이다. 그런데 사람은 환경 조건이 바뀌면 환경의 영향을 받아 여러 종류의 병에 걸리고 스트레스를 받게 되며, 이러한 환경 조건은 생리적 노화를 촉진시키고 수명을 단축시킨다. 이와 같이 환경의 변화나 질병에 의해서 일어나는 노화를 병적 노화라고 한다.

사람의 노화는 여러 가지 복잡한 요소가 결합하여 일어나는 것으로 추측할 수 있으며, 노화의 주된 원인이 무엇이냐에 따라서 숙명설과 장애 누적설 등의 학설이 있다. 사마천의 『사기』에 따르면, 지금부터 2,400년 전 진나라 시황제가 불로불사의 묘약을 구하러 서복을 삼신산으로 보냈는데 서복이 끝내 돌아오지 않았다고 기록되어 있다.

이 기록에서 알 수 있듯이 불로불사는 인류의 오랜 희망이고 꿈이지만, 현실적으로 인간은 가장 오래 살았다고 하더라도 고작 120세를 넘지 못한다. 그러나 오늘날 현대 의학의 발전으로 노화의 원인을 알아냄으로써 인간의 한계 수명인 120세의 벽을 넘을 수 있다는 가능성이 보이고 있다. 노화의 원인을 밝히려는 과학적 탐구는 이제 겨우 시작되었으며, 세계 각국에서 평균 수명의 연장에 따라 노년 인구가 증가하고 알츠하이머병 환자를 비롯한 치매 환자가 증가하는 것과도 관련이 있다.

1970년에는 미국의 국립보건연구소NIH 내에 국립장수연구소가 설립되었으며, 2000년 초에는 일본 나고야 근교에 국립장수연구소가 설립되었다. 이와 같이 세계 각국은 수많은 인력과 연구 자금을 투자하여 노화를 전문적으로 연구하는 기관을 설립하여 연구 중이다. 그러나 우리나라에는 노화 연구 전문 연구기관이 없어서 그 설립이 시급하다.

지금까지 노화의 원인에 대한 여러 가지 학설이 많이 나와 있는데, 각 학설은 장님이 코끼리를 만지듯 노화의 한 부분을 정확하게 묘사하고 있고 노화의 본질에는 아직도 근접하지 못하고 있다. 노화의 원인에 대한 여러 가지 학설을 살펴보자.

노화 학설

프로그램 학설 노화는 발생과 분화 현상과 마찬가지로 태어날 때부터 유전적으로 결정된 프로그램에 따라 곧장 진행한다는 학설이다. 동물의 한계 수명은 옛날이나 지금이나 다름없이 쥐는 3년, 소는 20년, 사람은 120년 정도로 프로그램이 결정되어 있다. 생물 세포를 시험관 속에서 길러 보면 세포 분열을 계속하는데 사람의 태아 세포는 50번, 어른의 세포는 20번 분열을 하고 더 이상 분열을 하지 않는다.

이것은 내가 일하던 펜실베이니아 대학의 헤이플릭L. Hayflick 교수가 발견한 법칙으로서 개체의 노화는 개체를 구성하는 단위인 세포의 노화에 달려 있다는 것이다. 다시 말해 개체의 노화는 세포 레벨에서 이미 유전적으로 프로그램화되어 있다는 것을 의미한다. 아직 수명을 결정하는 수명 유전자 또는 수명 유전자 그룹은 알려져 있지 않으나 앞으로 분자 생물학 분야에서 수명을 결정하는 유전자가 발견될 가능성이 크다. 사람의 경우 조로증 또는 프로제리아progeria 라고 불리는 유전성 질병이 있는데, 조로증 환자의 피부에서 얻은 세포는 10번 이상은 분열하지 못한다. 즉 조로증 환자의 세포는 20년 이상 생존하지 못하게 세포 레벨에서 이미 프로그램화되어 있어 증식을 계속하지 못하는 것이다.

이와 반대로 암세포는 시험관 속에서 무한하게 영구적으로 분열을 계속하여 불로불사의 모델이 될 수 있다. 노화 연구가 암 연구와 밀접하게 연관되어 진행되는 이유도 바로 이 때문이다. 암을 일으키게 하는 암 유전자인 온코진Oncogene에 대한 연구는 앞으로 노화 연구에 여러 가지로 자극을 주고 새로운 방향을 제시할 것이 분명하다. 그러나 현실적으로 세포의 암화나 조직의 암화는 개체의 암화를 가져와서 영원한 생명을 갖게 하는 것이 아니고, 개체의 호메오스타시스를 파괴하고 오히려 죽음에 이르게 한다. 프로그램 학설은 유전학설, 숙명학설이라고 불리기도 한다.

과실 학설 유전자를 재생하고 유전자 장애를 회복하는 과정에서 일어나거나 유전자의 정보에 따라 단백질이 생산되어서 그 형체와 기능이 나타난다. 이때 일어나는 조그만 과실이 시간이 지남에 따라 축적되고, 이 축적이 죽음에 이르게 한다는 학설이다.

과실 학설에는 DNA 변화 학설과 단백질 변화 학설 두 가지가 있다. DNA 변화 학설은 유전자를 구성하는 DNA의 복제가 계속되는 가운데 극히 작은 과실이 일어나고 과실이 생긴 DNA가 계속 복제되어 RNA-단백질 합성에까지 지장이 생긴 것들이 축적되어 노화를 일으킨다는 학설이다. 단백질 변화 학설은 과실이 일어나는 원인이 DNA나 유전자가 변하는 것이 아니고 세포 내부의 변화에 의한 단백질 단계에서 이상 단백질이 축적되어 일어난다는 학설이다.

돌연변이 학설 체세포 유전자에 돌연변이가 일어나서 노화를 유도하며, 일반적으로 유전자의 돌연변이는 제거가 가능한데 제거되지 않고 남은 것이 축적되어 세포의 기능 장애를 가져온다는 학설이다. 돌연변이 학설은 방사선이나 자외선에 의해서 유전자 변이를 가져오고, 이에 따라 동물의 평균 수명이 단축되었다는 실험 결과로 실증되고 있다.

대사산물 축적 학설 노화 색소인 리포푹신과 같은 노폐물이 세포 내에 있는 기관에 축적되어 세포 기능에 장애를 일으키고, 노화를 가져온다는 학설이다. 노화 색소는 특히 뇌신경 세포나 심장 근육세포 등에 많이 축적된다. 그러나 모든 세포에 노화 색소가 축적되는 것은 아니며, 노화 색소가 세포 기능에 장애를 일으키는지는 아직 많은 연구가 필요하다.

자기면역 학설 노화에 의해서 단백질이 변화하고 자기 항체 생산이 높아지는데, 이러한 자기 항체가 축적되어 자기면역 반응을 일으키게 된다는 학설이다. 노화로 인해 T 세포, B 세포와 같은 면역 담당 세포 자체가 변화되어 면역 감시 메커니즘의 기능이 저하됨으로써 자신과 남을 구별하기가 어려워지고, 따라서 자기면역 반응이 일어나서 자기 자신의 뇌신경 세포를 상해시키고 죽음에 이르게 한다는 학설이다.

산소 라디칼 학설 산소 라디칼이 생체에 축적되어 각 세포 성분의 기능을 저하시키고 노화를 가져온다는 학설이다. 세포 내에서 산화 효소에 의해 일어나는 생체 반응에서 산소 라디칼이 나오는데, 산소 라디칼에는 수퍼옥사이드, 과산화수소가 있다. 산소 라디칼은 세포살상 작용이 대단히 강하며 생체에서 여러 가지 해독을 가져온다. 최근에는 산소 라디칼이 파킨슨병, 알츠하이머병에서 신경 세포를 죽이는 가장 큰 원인으로 지목되고 있어 산소 라디칼을 산소독이라고 부르기도 한다.

캐러멜 학설 생체 반응에서 당분이 과도하게 있는 경우, 예를 들어 당뇨병 환자의 조직에서 당분이 단백질과 결합하여 캐러멜처럼 끈적끈적하게 된다는 학설이다. 이와 같은 현상을 당쇄 형성glycosylation이라고 한다. 캐러멜처럼 된 단백질이 노화되면서 관절이나 혈관에 가득 차서 노화 현상이 일어난다고 주장하는 것으로, 최근 노화 연구에서 주목을 받고 있다.

염색체 텔로미어 단축 학설 텔로미어는 염색체 끝을 구성하는 DNA 그룹으로, 세포 분열이 계속되면서 그 길이가 줄어든다. 세포 분열이 50번 계속되어 종말에 가까워지면 텔로미어 부분이 거의 없어진다. 단지 정자와 암세포만이 텔로미어 손실이 없어 텔로미어가 세포 분열과 노화를 조절하는 것이라고 생각되었다. 최근에 텔로미어를 수선하고 재생시키는 텔로머레이스telomerase 효소가 순수 분리되었는데, 이 효소는 암세포나 줄기세포stem cell에서 발견되었고 암세포나 혈액간 세포가 무한하게 분열하고 증식하는 메커니즘이 텔로머레이스 효소에 있다는 것을 알게 되었다. 텔로미어 단축 학설은 여러 노화 연구에서 가장 최근의 것으로 많은 관심을 불러일으키고 있다.

이와 같이 8개의 노화 학설을 소개하였는데, 최근 노화 연구에 가장 유력한 학설은 산소 라디칼, 캐러멜 그리고 염색체 텔로미어 단축 학설 세 가지이며, 이 분야에 많은 인력과 연구 자금이 쓰이고 있다.

최근 분자 유전학 분야에서도 몇 가지 참신한 보고가 나와 있다. 캐나다 맥길 대학교의 해키미 교수S. Hekim는 수명이 길어진 선충에서 클록-1clock-1 유전자를 발견하였다. 해키미 교수는 클록-1 유전자가 벌레의 수명을 결정한다고 결론을 내렸으며, 최근에는 사람에게도 클록-1 유전자의 상동 유전자를 결정하고 사람의 수명과의 관계를 연구 중이다.

미국 시애틀에 있는 워싱턴 주립 대학교의 셰렌버그G. Shellenberg 박사는 보통 사람보다 일찍 노화하는 워너 증후군Werner's syndrome 환자에게 유전자 이상을 발견하였다. 워너 증후군 환자는 20세까지는 보통 사람과 다르지 않지만 20세 이후에 노화의 진행이 빨라져서 심장병, 동맥 경화증에 시달리고 40세 초에 사망하는 유전성 질환이다. 이상이 발견된 유전자는 헬리케이스helicase 효소 유전자로서, 이 효소는 유전 정보를 가진 DNA가 복제하기 전에 DNA 더블 헤릭스를 한 줄이 되도록 하는 효소이다. 즉 헬리케이스 효소에 이상이 있으면 DNA가 복제를 하는 데 지장이 생겨서 노화 현상이 시작되는 것이다. 헬리케이스 효소가 어떻게 작용하는지를 알 수 있게 되면 이 효소의 자극제 또는 활성제를 만들어서 노화 현상을 지연시킬 수 있을 것이다.

07

스트레스와 노화

오늘날 스트레스가 여러 가지 질병의 원인이 된다는 것은 상식인데, 이러한 사실을 가장 먼저 이야기한 사람은 1936년 몬트리올의 세리에 G. Selier 박사이다. 그는 외부로부터 오는 자극에 의해서 신체에 여러 가지 반응이 일어난다고 하였다.

스트레스의 원인으로는 더위, 추위, 소음 등의 물리적 스트레스와 세균 감염, 외상, 의약품 등에 의한 스트레스가 있다. 이러한 외계 자극과 인간관계 등에 의해서 일어나는 불안, 긴장, 노여움, 공포 등도 정신적 스트레스를 가져온다. 이러한 여러 가지 스트레스는 뇌신경계에 수용된 후 내분비계로 그 신호가 전달되어 호르몬이 생산되고, 각 장기로 보내져서 스트레스 반응이 일어난다.

뇌의 시상하부는 대뇌피질(사람은 이곳에서 생각, 판단, 기억, 감정, 의지를 갖는다.)이나 시각야, 청각야로부터 스트레스 정보를 받아서 뇌하수체로 보낸다. 뇌하수체는 12가지 호르몬을 분비하는 내분비계의 중추 기관으로, 다른 내분비 기관을 지배한다. 스트레스와 관련을 갖는 곳은 부신피질이다. 부신피질에서는 뇌하수체로부터 분비되는 부신피질 호르몬에 의해서 자극을 받아서 부신피질 호르몬을 많이 생산하고, 이 호르몬이 대사를 활발하게 하여 에너지 공급량을 증가시킴으로써 스트레스와 싸울 준비를 한다. 그 결과 활성산소의 발생이 높아지게 된다.

인간이 여러 가지 위험과 싸워야 했던 원시 시대에는 에너지 생산을 크게 하고 체력을 강하게 할 필요가 있었으나 현대에는 에너지 소비가 크게 필요하지 않아 오히려 몸을 망치는 결과가 된다. 현대에도 우리 주변에는 스트레스가 무

표 2-1. 스트레스 강도 배우자의 사망이 가장 견디기 어려운 스트레스라고 한다

스트레스 원인	스트레스 강도
배우자의 사망	100
이혼	73
부부의 별거	65
형무소 입소	63
질병으로 인한 입원	53
결혼	50
실업	47
직장의 변경	36
빚	31
자식이 집을 떠남	29
상사와의 트러블	23

수하게 존재하는데, 1975년 미국에서 조사된 것에 의하면 배우자의 죽음이 가장 큰 스트레스의 원인이었고, 그 다음이 이혼과 별거였다고 한다.

스트레스의 원인은 시대, 나라, 사회 상황에 따라서 크게 달라진다. 의사, 간호사, 교사 등의 직업에서는 '번아우트 증후군'이 많은데, 번 아우트는 장작이 타고 남아서 재가 남는 현상으로써 의욕이 하나도 없고 피로감에 쌓여 있는 정신 상태를 의미한다. 중대한 책임감, 과중한 업무량, 어려운 대인관계 등 스트레스의 원인이 되는 여러 요인이 한꺼번에 몰려오면서 나타나는 증상이다. 내가 미국에서 의과대학 교수를 하고 있을 당시 '번아우트하지 말아요.'라고 말하던 아내의 말이 새삼 생각난다. 현대의 아이들도 '우등생 증후군'이 많다고 한다. 아빠는 밖의 일이 바빠서 아이들에게 관심을 잘 가져주지 못하고, 엄마는 남편에게 원하던 출세의 바람이 이루어지지 않은 기대를 아이들에게 두게 된다. 엄마의 기대를 온몸으로 받아들여야 하는 아이는 우등생, 효자가 되기 위한 스트레스를 받게 되는 것이다.

어떻게 하면 스트레스를 최소한으로 할 수 있을까? 이에 대한 속답은 있을 수 없다. 상식적인 대답은 부부가 화목하고 건강을 지키도록 노력해야 한다는 것이다. 다음으로는 여러 가지 스트레스에 대하여 대범하게 대하고 평상심으로 해결하도록 해야 한다는 것이다. 앞에서 이야기하였듯이 스트레스를 최소한으로 하는 것이 노화 방지와 장수의 길이라고 할 것이다.

3장

노화와 질병

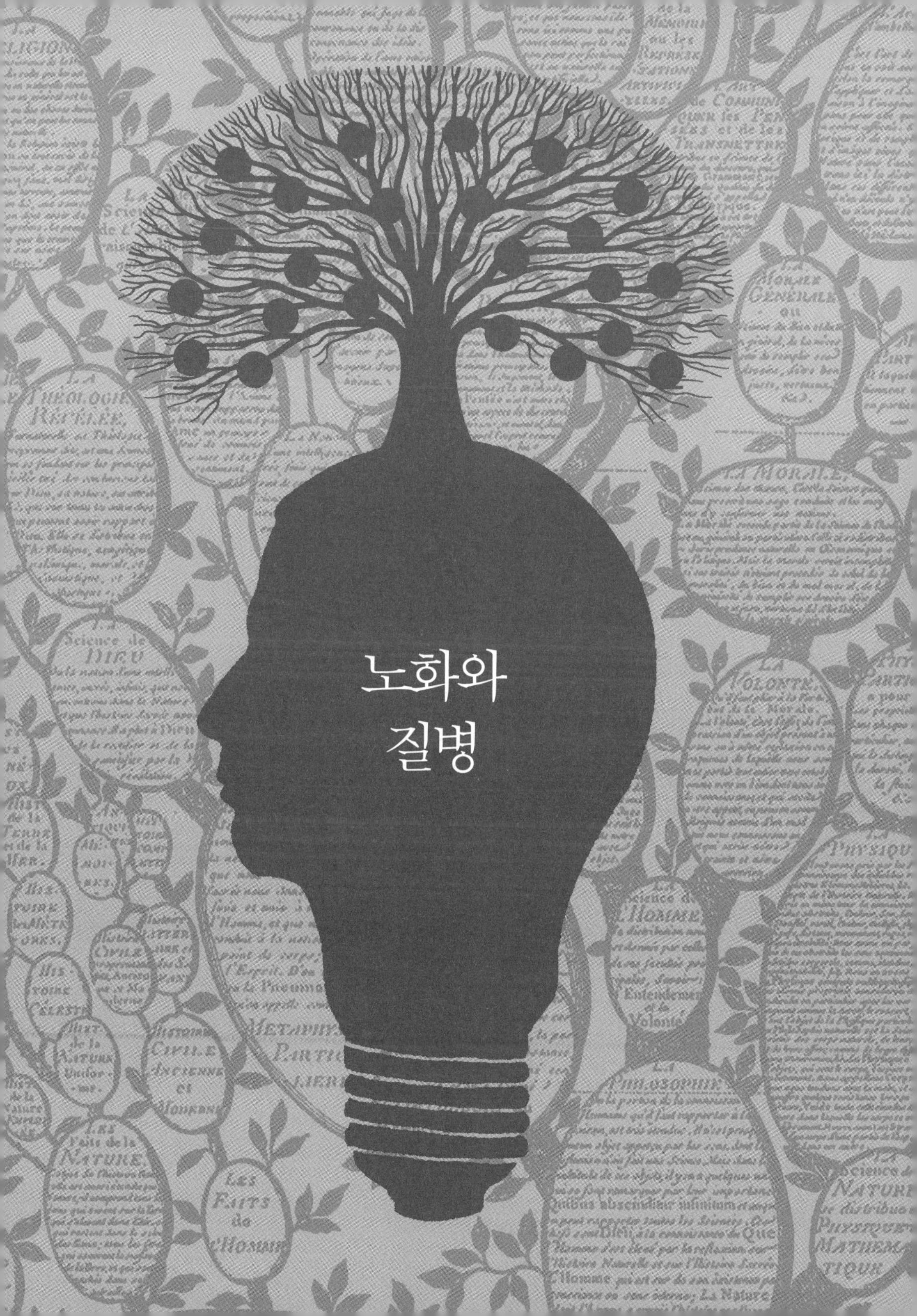

人間壽命
百歲時代

01
노년성 질환

노인이 되면 걸리기 쉬운 병으로는 고혈압, 심장병, 뇌졸중, 당뇨병, 심근경색, 골다공증, 관절염, 백내장, 치매, 암이 있으며, 이러한 노인병은 노화와 밀접한 관계가 있다. 우리나라는 2012년 현재 총인구의 8%가 65세 이상의 노인이고 노인병 환자 수가 매해 증가하는 추세이다. 따라서 너무 늦기 전에 정부와 의료계가 이에 대한 예방 대책을 하루 속히 수립하여 앞으로 닥칠 고령화 사회에서 노인이 편안한 생활을 영위하도록 대처해야 할 것이다.

고혈압

심장은 혈액을 온몸으로 보내는 펌프이고, 혈관은 혈액을 운반하는 파이프 역할을 한다. 혈관은 심장에서 온몸으로 혈액을 내보내는 동맥과 몸에서 심장으로 혈액을 돌려보내는 정맥, 그리고 소동맥과 소정맥을 연결하는 그물 모양의 모세혈관이 있다. 심장은 온몸 구석구석에 혈액을 보내기 위해 대동맥을 향해서 혈액을 힘차게 내보낸다. 이때 혈액은 큰 혈관에서 모세혈관의 작은 혈관으로 갈라지면서 저항을 받는다.

혈압은 심장의 수축하는 운동과 혈관의 저항 사이에서 생기는 압력으로, 수축기혈압 120 mmHg, 이완기혈압 80 mmHg을 정상치로 보고 있다. 고혈압은 일반적으로 명백한 증상이 없으며, 대게 심각한 합병증이 나타난 후에야 자신이 고혈압 환자라는 것을 알게 된다. 합병증에 의한 전신 피로, 두통, 호흡 곤란, 시력 저하 그리고 심한 경우에는 구토, 의식장애 증상으로 고혈압 환자 진단을 받게 된다.

고혈압의 대부분을 차지하는 일차성 고혈압(본태성 고혈압)의 발병 원인은 아직도 확실히 알려져 있지 않다. 여러 가지 요인이 모여서 고혈압이 발병하는데, 그 중에서 중요한 것이 가족력-유전적 요인이다. 일차성 고혈압이 90%를 차지하고 특정한 원인에 의해서 발병하는 이차성 고혈압이 10%이다.

고혈압은 완치되는 질환이 아니어서 생활습관 개선과 계속된 약물 투여로 관리해야 한다. 고혈압이 크게 높지 않은 고혈압 1기(수축기혈압 159mmHg 이하, 이완기혈압 99mmHg 이하)에는 생활요법을 시작하고, 이것으로 조절이 안 되면 약물요법을 시작한다. 즉 식염 섭취 제한, 지방성 식사 제한, 체중 조절, 음주와 흡연 금지, 운동량 증가로 혈압 관리를 시도한다. 혈압이 높은 고혈압 2기(수축기혈압 160mmHg 이상, 이완기혈압 100mmHg 이상)에는 약물요법과 생활요법을 병행한다. 고혈압 환자의 식사요법에서 가장 중요한 것은 식염 섭취의 감량이다. 우리나라 국민의 하루 식염 섭취 기준은 15~20 g인데 이것을 10 g 이하로 줄여야 한다. 과량의 염분은 혈관을 수축시키고 말초혈관의 저항을 증가시켜서 결과적으로 혈압을 증가시킨다. 또한 과도한 음주는 고혈압을 악화시키기 때문에 금주 또는 절주를 해야 하고, 흡연은 심장혈관 질환의 가장 큰 위험인자이므로 금연을 하는 것이 중요하다. 생활요법은 위에서 이야기하는 식염 섭취 제한과 지방성 식사 제한을 비롯한 식사요법과 체중 조절, 음주와 흡연 금지, 운동량 증가를 뜻한다.

심장병

심장병은 심장 기능의 이상으로 발생하는 모든 병으로, 심부전, 협심증, 심근경색, 심장통증 등이 있다. 심장에 손상이 있게 되면 온몸으로 유입하는 혈액의 흐름에 차질이 생기고, 이에 따라 생존에 필수적인 산소와 에너지원인 영양소 공급이 차단되어 죽음에 이르게 된다.

65세 이상의 노년에서는 동맥경화증이 많이 나타나는데, 동맥경화가 있으면 혈관의 신축성이 저하하고, 이에 따라서 혈액을 신체 각 부위에 내보내는 심장의 부담이 크게 증가하여 심장 비대증이 있게 된다. 동맥경화가 오면 혈액의 통로가 좁아져서 각 내장으로 가는 혈액의 공급이 감소하고 내장의 기능이 저하된다. 또한 노년에서는 심장에 대한 혈액 공급을 담당하는 것이 관상동맥의 경화에 의한 심근경색이 많이 일어난다. 동맥경화증의 위험인자로는 담배, 고혈압, 당뇨병, 면역 반응 저하, 고콜레스테롤증 등이 있다. 미국에서는 1990년 이후로 심장병이 계속하여 사망 원인 1위를 차지하고 있다. 우리나라에서는 심장병이 암, 뇌졸중, 사고에 이어서 사망 원인 4위인데 가까운 시일 내에 1위 자리를 차지하게 될 것이다. 이와 같이 심장병-관상동맥 질환이 늘고 있는 중요한 이유는 생활습관의 서구화 때문이다. 최근 우리나라 국민들의 식습관 변화, 즉 소고기, 돼지고기를 비롯한 육식이 증가한 음식 섭취 취향과 운동량 부족으로 비만, 고콜레스테롤증 등 심장병 위험인자가 크게 증가하고 있다.

심장병은 무증세를 비롯하여 심부전으로 인한 호흡 곤란으로 거동을 못하는 경우가 있다. 증세로는 호흡 곤란, 동계, 부종, 치아노제 등이 나타나며, 심근경색이나 협심증으로는 발작성의 가슴통증이 있다.

심장병 예방은 가변적 위험인자로부터 멀어지는 쪽으로 생활습관을 바꾸는 것이 원칙이다. 가장 먼저 멀리 해야 하는 것은 담배이다. 금연 한 가지만으로 관상동맥 질환을 최대 41%까지 예방할 수 있다. 담배 연기는 심장의 혈관을 수축시키고 동맥경화를 유발한다. 두 번째는 혈압 관리이다. 고혈압을 치료하면 관상동맥 질환을 21%까지 막을 수 있다. 고혈압이 해로운 이유는 혈압이 높을수록 심장이 혈액을 내보내는데 많은 힘이 들기 때문이다. 세 번째는 콜레스테롤을 줄이는 것이다. 콜레스테롤이 심장에 산소와 영양분을 공급하는 관상동맥에 축적되면 관상동맥이 막히게 된다. 지방성 음식, 특히 삼겹살 등의 육식을 줄이고 꾸준히 운동을 하는 것이 중요하다. 이러한 노력으로도 콜레스테롤 수치가 개선되지 않으면 저콜레스테롤 약제를 투여한다. 마지막으로 사이코소마틱 의학에서 이야기하듯이 스트레스 관리가 중요한데, 평상심의 마음으로 일상생활을 영위하도록 노력해야 한다.

뇌졸중

뇌졸중은 뇌혈류 이상으로 인해 일어난 뇌의 결손 증상으로, 크게 뇌경색과 뇌출혈로 구분된다. 우리나라에서는 20~30년 전까지 뇌경색과 뇌출혈 환자의 비율이 30 : 70으로 뇌출혈 환자가 압도적으로 많았다. 그 이유의 하나로서 전통적으로 우리나라 국민의 식염 섭취가 과도한 데 있다고 생각한다. 2007년 세계보건기구WHO가 발행한 '세계 식염섭취상황Sodium intakes around the world'을 보면 하루 소변에 배출되는 식염 양은 미국 158, 영국 168, 일본 184, 한국 232 mmol/day라고 한다. 어린 나이부터 노인층까지 간장, 된장, 고추장, 젓갈 등을 먹으므로 우리나라 국민의 식염 섭취는 1년 365일 계속된다. 이러한 과한 식염 섭취가 고혈압, 그리고 고혈압 뒤에 오는 뇌출혈, 뇌졸중으로 이어지는 것이다.

흥미로운 것은 2000년대에 들어서 서구화된 식생활로 육식이 증가하면서 뇌경색 : 뇌출혈의 비율이 50 : 50이 되었다는 것이다. 우리나라 국민의 식생활의 변화—삼겹살과 햄버거의 범람—가 뇌경색과 심장병 환자의 급속한 증가를 가져오고 있다.

뇌는 우리 몸 전체 무게의 2%에 불과하지만 뇌로 가는 혈류량은 전체의 15%나 되며, 몸 전체 산소 소모량의 20%나 된다. 뇌로 가는 혈류가 잠시만 중단되어도 뇌에 손상이 일어난다. 뇌졸중 환자는 편측 마비, 언어장애, 시각장애, 어지럼증, 두통을 호소한다. 뇌졸중은 우리나라에서 사망률 2위, 미국에서 3위를 차지하고 있으며, 신체장애의 첫 번째 원인이 된다. 뇌혈류의 차단으로 인해 신경 세포 활동에 필요한 에너지가 부족해지면, 신경 세포에서는 이온 펌프의 중단으로 인해 독성을 가진 자유 라디칼이 생산되어 신경 세포가 손상되고 대량 괴사가 유발된다.

뇌졸중은 사망률이 높고, 치료에 많은 비용과 시간이 들며, 치료한다고 해도 장애를 남기기 쉽다. 또한 치료 후에도 상당수가 재발한다. 따라서 무엇보다도 예방이 중요하다. 급성 뇌졸중의 치료는 뇌졸중 증상을 조기에 발견하고, 환자를 병원에 빨리 이송한 뒤 응급 치료를 시행해야 한다. 이후 환자의 병력 청취, 진찰 그리고 CT 촬영 등으로 환자의 데이터를 수집하고, 이를 바탕으로 환자의 미세순환을 개선하고 이차적 뇌손상을 최소화해야 한다. 또 혈전 용해 치료를 하며 합병증을 예방하도록 해야 한다.

당뇨병

미국, 유럽 여러 나라에서는 당뇨병 환자가 전체 인구의 10%까지 보고되고 있어서, 우리나라도 생활양식이 서구화되면서 당뇨병 환자가 더욱 증가할 것으로 생각된다. 우리나라의 당뇨병 환자는 전체 인구의 약 5% 정도로 최소 250만 명으로 추정된다. 특히 고령화 사회에 진입하면서 노인 인구의 급증으로 65세 이상 노인의 10% 이상이 당뇨병 환자로 추정된다.

당뇨병은 체내에서 혈당(혈액 중의 포도당)을 조절하는 호르몬인 인슐린이 부족하거나 몸의 각 장기에 작용하는 인슐린이 그 기능을 제대로 발휘하지 못하여 당 대사 장애가 나타남에 따라 발병한다. 그 결과 체내의 에너지원 당분의 이용이 잘되지 않아 필요한 에너지가 부족하게 되며, 여분의 당분이 혈액이나 각 장기에 축적되어 여러 가지 합병증을 일으키게 된다. 혈당은 우리가 섭취한 음식물에서 공급되는 포도당으로, 인체 내의 주요 에너지원이다. 정상인의 경우는 식사 후 섭취한 음식물이 소화 흡수되면서 혈액 중의 당분이 높아지고, 이를 조절하기 위해서 췌장의 베타세포에서 인슐린이 분비된다. 그리고 이때 분비된 인슐린이 혈액 내의 당분을 세포 속으로 운반해서 에너지로 이용하도록 하고 혈당의 농도를 정상으로 유지한다.

당뇨병은 크게 제1형 당뇨병과 제2병 당뇨병으로 구분한다. 제1형 당뇨병은 인슐린 의존성 당뇨병으로, 11~12세의 어린이에서 다발하고 성인에서는 발병이 드물다. 제1형 당뇨병은 췌장에서 인슐린을 분비하는 베타세포가 파괴되어 인슐린 생산이 부족하기 때문에 매일 인슐린 주사가 필요하다.

제2형 당뇨병은 인슐린 비의존성 당뇨병으로, 40세 이후에 발생하며, 성인 특히 65세 이상의 노년층에서 다수 발병한다. 인슐린이 정상적으로 분비되지만 인슐린이 작용하는 장기(근육, 간, 지방세포 등)에서 인슐린에 대한 저항성이 생겨 인슐린이 제대로 기능하지 못하게 되고, 이것이 오래 지속되면서 각종 동반증을 일으킨다. 제2형 당뇨병의 치료는 인슐린이 모자라기는 하지만 췌장의 인슐린 분비 능력이 남아 있으므로 적절한 식사와 운동, 그리고 정상 체중을 유지함으로써 혈당 조절이 가능하다. 혈당을 정상으로 유지하기 위해서 경구 혈당강하제를 매일 사용하고, 이것으로도 조절이 어려우면 인슐린 주사를 이용하여 혈당을 조절한다.

당뇨병의 원인으로는 첫째, 유전적 요인을 들 수 있다. 일란성 쌍둥이의 경우 한 명이 제1형 당뇨병에 걸리면 현재 건강한 나머지 한 명도 이후에 당뇨병에 걸릴 확률이 50%이다. 일란성 쌍둥이 두 사람이 제2형 당뇨병에 걸릴 가능성은 100%인 것으로 보고되었다. 둘째, 성인에서 나타나는 제2형 당뇨병 환자 100명 중 50명 이상이 과도한 체중 증가에 의한 비만증을 갖고 있다. 셋째, 연령이 증가함에 따라 당뇨병에 걸릴 확률이 매우 높다. 특히 65세 이상의 노년층의 발병률이 매우 크다. 넷째, 관절염 또는 신경통 치료제인 부신피질 호르몬제를 남용하여 그 부작용으로 당뇨병이 발생할 수 있다.

당뇨병에 의한 합병증에는 급성과 만성이 있다. 급성합병증인 케톤산증은 인슐린 결핍으로 인해 당질을 에너지원으로 이용할 수 없게 되면 지방으로부터 에너지를 얻기 위해 지방이 분해되는데, 이때 산성을 띤 케톤체가 많이 생겨 몸 안이 산성으로 바뀌어서 발병한다. 고혈당성, 고삼투성 혼수는 혈당이 높이 올라가서 수분이 몸 밖으로 빠져나가 탈수에 의해 의식이 혼미하게 되는 응급사태가 온다. 또한 혈당이 너무 내려가서 의식을 잃게 되는 저혈당증도 급성합병증의 하나이다.

당뇨병으로 인한 만성합병증의 하나인 눈의 망막병증은 시력상실(실명)의 원인이 된다. 당뇨병 환자는 망막병증 외에도 백내장, 녹내장이 자주 발생한다. 당뇨병 환자의 2%가 망막병증에 의해 실명하며, 선진국에서는 성인의 실명 원인 중 제1위를 차지한다. 다음으로 당뇨병 족부궤양 병변은 발과 발가락에 염증, 궤양, 괴사가 일어나는 합병증으로, 당뇨병이 만성이 되면 나타난다. 당뇨병에 의한 신경염은 신경이 지배하는 모든 부위에 발생하며, 말초신경이 지배하는 사지 각 부위의 감각이 없어지거나 통증이 심하게 온다. 신경합병증으로 인한 성기능 장애는 성인 남자에서만 발생한다. 합병증은 한 번 발생하면 그 진행을 막는 것이 어렵다. 65세 이상의 노년층, 그리고 당뇨병 가족력이 있는 사람은 당뇨병이 발생할 수 있다는 가능성을 명심하고 환경적 요인에 노출되지 않도록 해야 한다. 즉 평소에 식사, 운동 및 건강관리에 지속적으로 힘써 당뇨병 발병을 사전에 예방해야 한다.

암

암은 세포가 조절되지 않고 성장을 계속하는 질병으로, 폐암, 위암, 유방암, 대장암, 뇌종양 등이 있다. 암이 발생하는 원인은 세포의 유전자나 암 억제 유전자에 돌연변이가 나타나서 일어난다고 알려져 있다. 대표적인 암 억제 유전자인 p53 유전자의 경우 원발성 종양의 50%에서 이 유전자의 돌연변이가 관찰되었다. 폐암은 지속적인 흡연, 도시 공해 등이 원인으로 추정되며, 간암은 지나친 음주 등이 원인으로 추정된다. 나이 50세 이상의 사람들이 있는 나이층을 암연대cancer age라고 하는데, 이 연배에서는 여러 가지 암이 발병할 가능성이 50세 이하에 비해 두 배 정도나 된다.

암은 정상적인 세포가 갑자기 잘못되어 암세포가 되는 데서 시작된다. 암 바이러스는 암을 일으키는 설계도 RNA를 가지고 있으며, 이 RNA가 정상 세포의 DNA에 들어가 DNA와 결합하면 정상 세포가 암을 일으킨다. 즉 암세포의 DNA에는 반드시 암 바이러스 RNA가 들어 있다. 정상 세포도 선천적으로 유전자에 암 설계도를 지니고 있는데, 이러한 유전자를 암 유전자라고 한다. 암 유전자의 존재가 알려진 후 발암 물질은 정상 세포에서 숨어 있는 암 유전자의 잠을 깨우는 작용을 한다고 알려져 있다.

발암 물질이 어떻게 암을 일으키는가에 대해서는 최근 발암의 2단계설이 유력하다. 발암 물질은 두 가지 형태가 있는데, 그 하나가 초발인자(프로모터)로서 초발인자가 먼저 정상 세포의 유전자에 작용한 후 이어서 촉진인자가 계속해서 작용하면 암이 된다.

인간의 몸에는 60조 개의 세포가 있으며 모든 세포는 세포핵에 유전자라는 생명의 설계도를 지니고 있다. 60조 개의 세포 모두가 완전히 똑같은 유전자를 지니고 있어 코의 세포는 코밖에 만들지 않으며, 간 세포는 간밖에 만들지 않는다. 상처가 생기고 피부에 결손 부위가 생기면, 주위의 세포가 분열 증식하여 그것을 메운다. 모두 메우고 나면 증식이 멈춘다. 그런데 암이 된 세포는 어디든 관계없이 계속하여 분열 증식하고, 중요한 장기에 침윤하여 죽음에 이르게 한다. 그리고 혈액이나 림프액을 따라서 몸 전체로 옮겨 다니는데, 이것이 바로 전이metastasis이다.

우리 몸에서 다발하는 암은 다음과 같다. (1) 위암: 동양 사람들이 주로 걸리는 암이다. 소금에 절이거나 훈제한 식품, 질산, 아질산염 가공식품이나 그 함량이 높은 채소류 또는 식수, 그리고 맵고 짠 음식이 위암 발생률을 높일 수 있다는 시각이 있다. (2) 간암: 원발성 간암은 간에 일차적으로 발생하는 악성 종양이다. 우리나라에는 40세 이상에서 B형 간염 바이러스 환자 또는 그 항균자가 많은데 이들이 술을 많이 마시면 간경변과 간암으로 진행하는 것으로 되어 있다. B형 간염 바이러스 백신 접종이 시작되면서 환자 수가 급속히 감소하였다. (3)폐암: 담배를 피우는 사람들이 많이 걸리는 암이다. 담배를 피우지 않아도

간접흡연으로 걸릴 가능성도 있다. 그 외에는 유전, 석면, 라돈 가스 등이 폐암의 원인이 되고 있다. (4) 췌장암: 췌장암에는 여러 종류가 있지만, 췌장관에서 발생하는 췌관선암이 90%를 차지하고 있어 대단히 악성이다. (5) 대장암: 미국이나 유럽에서 다발하는 암인데, 최근 우리나라 국민의 식생활이 서구식으로 바뀌면서 우리나라에서도 급격하게 증가하는 추세이다. (6) 유방암: 성인 여성에게서만 볼 수 있는 암으로, 대부분의 유방암이 유관세포 소엽(젖샘) 상피세포에서 기원한다. (7) 전립선암: 50세 이상 성인 남자에게서 다발하는 암으로, 점점 증가하고 있다. (8) 뇌종양: 뇌와 척수에서 발생하는 암으로, 신경교아세포종, 뇌수막종 등이 있으며 뇌수술 후에도 예후가 나쁘다. (9) 혈액암: 백혈병이라고도 한다. 비정상적인 백혈구의 이상 증식으로 기존 혈구들의 생성을 억제하는 암이다. (10) 이 밖에도 후두암, 식도암, 방광암, 직장암, 자궁암, 구강암, 치종암 등이 있다. 흑색종은 백인에게서 많이 발병하는 피부암이다.

암은 초기에 발견하면 절제 수술만으로 완치가 가능하지만 남아 있는 극소수의 암세포가 증식하여 재발할 우려가 많고 일부 암세포가 혈액과 림프를 타고 다른 장기에 전이하면 고치기 어려운 경우가 많다. 말기의 암은 현대의학으로 고칠 수 없으며, 항암제 투여나 방사선 조사에 의존하여 환자의 생존 기간을 연장할 수는 있다. 최근에 시작된 줄기세포를 사용하는 자살유전자 치료법 또는 면역인자 투여에 의한 면역 요법이 새로운 암 치료법으로 크게 기대되고 있다.

02

유전성 조로증

정상적인 사람에 비해 급속하게 노화가 일어나는 유전병인 유전성 조로증에는 베르너 증후군Werner syndrome, 허친슨-길포드 증후군Hutchinson-Gilford progeria syndrome, 모세혈관 확장성 운동실조증Ataxia telangtieracia이 있다.

베르너 증후군은 독일 의사 베르너(W. Werner, 미국에서는 워너라고 한다.)가 1904년에 보고한 질병으로, 12세부터 성장이 정지되고 20세 전반에 머리가 희어지며 20세 후반에는 피부에 주름이 증가하여 노인의 얼굴이 된다. 30대에는 백내장, 당뇨병, 골다공증, 40대에는 동맥경화증이나 암에 걸린다. 평균 수명이 46세로 수명 단축이 있다. 미국이나 유럽에서는 10만 명에 2명, 일본에서는 10만 명에 3명꼴로 발병한다. 우리나라에는 아직 이러한 임상통계가 없다.

베르너 증후군은 근친결혼에서 많이 볼 수 있고, 정상인의 노화 과정이 급속하게 진전되는 양상을 보인다. 따라서 베르너 증후군의 유전자 이상이 발견되면 인간의 노화 유전자를 알 수 있다는 기대가 컸다. 오랜 시간과 노력 끝에 베르너 증후군의 원인 유전자가 해명되었는데, 원인 유전자는 DNA 헬리케이스라는 효소로서 이 효소에 이상이 있으면 DNA 복제나 DNA 수복에 문제가 생겨서 유전자에 변화가 오고, 이러한 유전자 변화가 축적되면 세포 기능이 비정상이 된다고 알려져 있다. 베르너 증후군 증세가 진전되면 세포 분열이 많이 일어나는 장기나 조직인 피부, 머리카락, 췌장 등에서 증세가 나타나고 세포 분열이 별로 일어나지 않는 뇌에서는 강한 증세가 없다. 즉 베르너 증후군의 노화 촉진 현상은 에러 축적 또는 DNA 수복 장해에 의한 것이다.

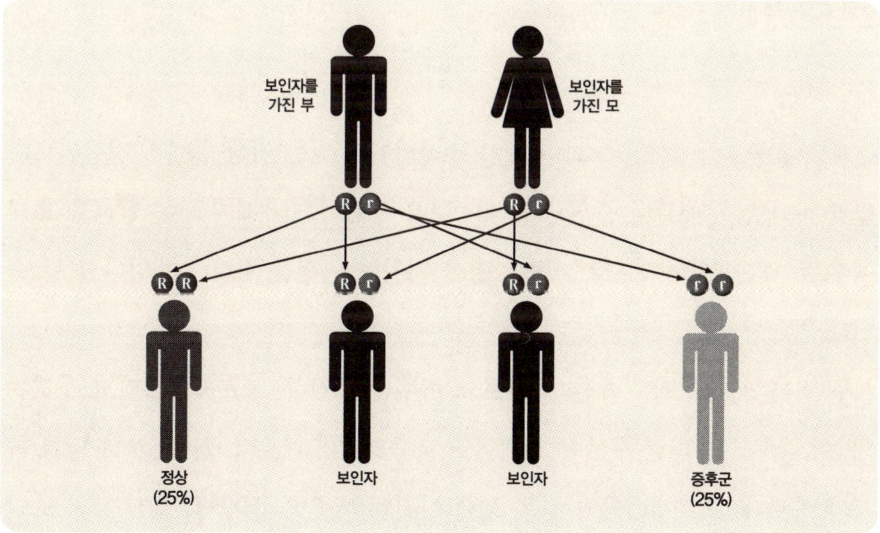

그림 3-1 유전성 조로증인 베르너 증후군 환자의 가계도 유전자 결손이 있는 부모가 있으면 자녀 네 명 중 한 명이 베르너 증후군을 나타낸다.

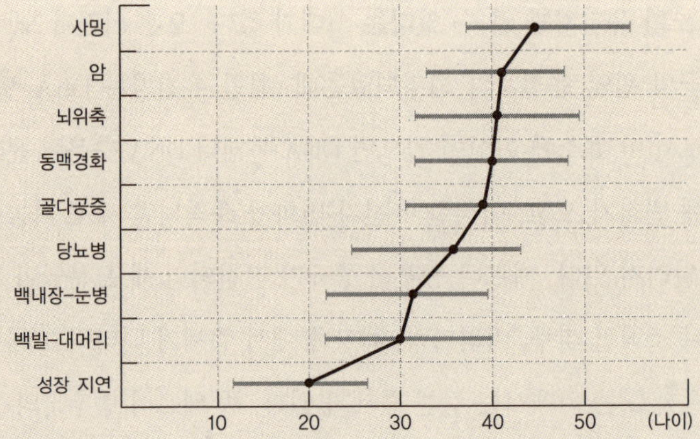

그림 3-2 나이에 따른 베르너 증후군 환자의 증세 20세부터 여러 가지 임상 증세가 나타나고 노화가 급속히 진전하여 40세 중반에 사망한다.

베르너 증후군에서는 노화 속도가 촉진되어서 각종 임상 증세가 정상인보다 일찍 나타난다. 베르너 증후군 환자는 보통 사람이 80세까지 사는 인생을 20세 이후 두 배 이상의 속도로 노화 과정을 거치며 인생을 소화하고 있다고 할 수 있다.

두 번째 조로증으로 허친슨-길포드 증후군이 있다. 프로제리아라고도 하는데, 이 증후군은 평균 수명이 20세인 조로증으로써 베르너 증후군보다 노화 속도가 빠르다. 프로제리아의 경우 20세 이전에 뇌졸중, 심장병, 골절 등의 노년 증세가 나타나며, 대개 20세 이전에 사망한다. 프로제리아의 발병 원인은 2003년 발견된 라민 A lamin A 유전자의 이상이 노화를 촉진시킨다고 밝혀진 바 있다. 모든 세포에서 유전 정보를 가지고 있는 DNA는 염색체로서 핵 안에 저장되며 핵은 핵막에 의해 둘러싸여 있다. 라민 A 유전자가 만드는 라민 A 단백질은 이 핵막을 만드는 구성 성분이다. 핵막의 이상으로 노화가 촉진되는 이유는 아직까지 분명하게 알려져 있지 않다.

세 번째 조로증인 모세혈관 확장성 운동실조증은 조기 노화 현상으로 뇌 위축, 면역부전증, 암 호발의 증상을 보이는데 1999년에 밝혀진 원인 유전자는 P13 카이네이즈P13 kinase 효소 가족에 속하는 단백질을 만드는 ATM 유전자이다. ATM 유전자는 사람과 쥐, 효모에서도 발견되는 Rad3와 유사한 체크 포인트 기능을 가지고 있다. 체크 포인트는 세포에서 DNA 상해와 같은 스트레스가

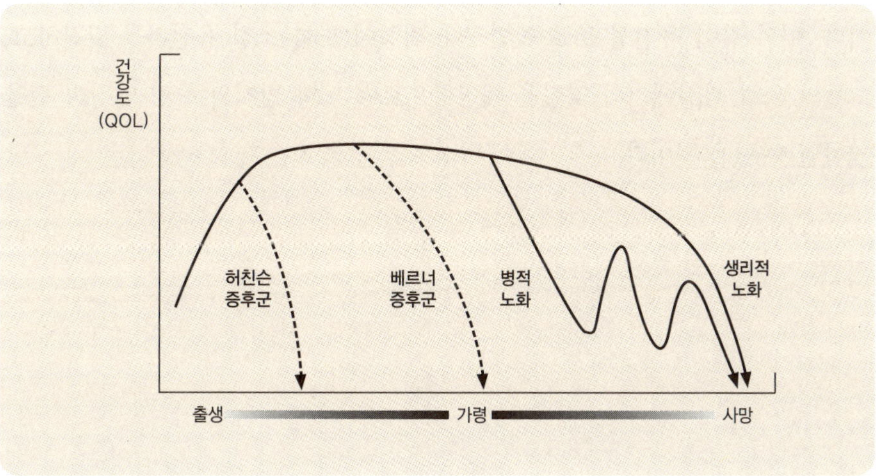

그림 3-3 유선성 조로증인 프로제리아(하친슨 증후군)와 베르너 증후군 그 밖의 병적 노화 및 생리적 노화에 따른 건강도를 모식화한 것이다.

오면 세포 주기를 정지하고 상해의 수복을 하는 기능이 있다. 따라서 체크 포인트가 고장 나면 세포 수복 없이 세포 주기가 진행되고 상처를 가진 세포 수가 증가하며 세포의 상처가 커져서 세포가 죽게 된다. ATM 유전자가 만드는 단백질은 신호 전달 물질이 되어 세포 이상의 진행을 방지하는데, 모세혈관 확장성 운동 실조증 환자 세포에서는 텔로미어의 이상과 산화적 스트레스 축적이 관찰되고 있다.

유전성 조로증 연구에서 얻을 수 있는 교훈은 노화의 메커니즘이 하나가 아닌 복수의 유전자에 의해서 조절되며, 이들이 복잡하게 연관을 갖고 노화 과정을 제어하고 있다는 사실이다. 사람의 수명은 노화 속도를 조절하는 장수 유전자에 의해서 지배되며, 이 장수 유전자가 노년기에 일어나는 당뇨병, 고혈압, 간부전, 백내장 등의 질병의 발병에도 큰 관련이 있어서 그 발병을 제어하는 것이다. 이와 같이 유전성 조로증 연구에 의하여 노화 조절 유전자를 발견하고, 그들의 노화 과정에서의 역할을 해명함으로써 노화 방지와 수명 연장의 길을 찾아낼 수 있을 것이다.

03
신경 세포의 죽음

대뇌피질과 기능

대뇌피질은 사람의 뇌에서 큰 부분을 차지하고 있으며 기억이나 사고, 행동을 지배하고 조절한다. 대뇌피질은 크게 눈 위에 위치한 전두엽, 귀 안쪽에 위치한 측두엽, 머리 꼭대기에 위치한 두정엽, 그리고 머리 뒷부분에 위치한 후두엽의 네 부분으로 나눈다. 뇌는 이러한 해부학적인 구분 이외에도 생리학적 역할에 따라서 기억 영역, 시각 영역 등 뇌의 특수 기능으로 구분할 수 있는데, 이를 기능국재라고 한다.

뇌의 한 부분이 외상이나 출혈 등으로 상처를 받게 되면 상처를 받은 부분의 뇌가 제 기능을 하지 못하게 된다. 뇌에서 몸의 각 부분으로 연결되어 있는 신경섬유는 중간 부분에 X자형으로 교차되어 있는데, 뇌의 우반구에서 나오는 신경섬유는 좌반신을 지배하므로, 뇌의 우반구에 출혈이 있으면 좌반신에 마비가 와서 왼쪽 몸의 지각이나 운동 기능이 없어진다. 한편 뇌의 좌반구에 출혈이 있으면 우반신에 운동 마비가 오고 말을 전혀 하지 못하게 된다. 그러나 뇌에는 재생 기능이나 대상 기능이 있어 물리치료, 즉 재활로 어느 정도 회복이 가능하다.

고등신경 기능의 기본인 기억은 대뇌피질의 연합 영역이라고 불리는 넓은 영역에 축적된다. 물건의 모양이나 크기를 기억하는 것은 귀 안쪽에 위치한 측두엽에 축적된다. 생각을 하는 사고 기능은 축적되어 있는 여러 가지 기억을 서로 연관시켜 종합하는 기능으로, 사람의 뇌에서 크게 발달한 눈 위의 전두엽에서 이루어진다. 한편 대뇌피질은 여러 기능을 연합하는 곳으로, 이는 '사람의 얼굴'을 보면 '그 사람의 이름'을 생각해 내는 기억 간의 연결을 말한다. 대뇌피질의 안쪽 깊이에는 해마hippocampus라고 불리는 부분이 있다. 해마는 대뇌피

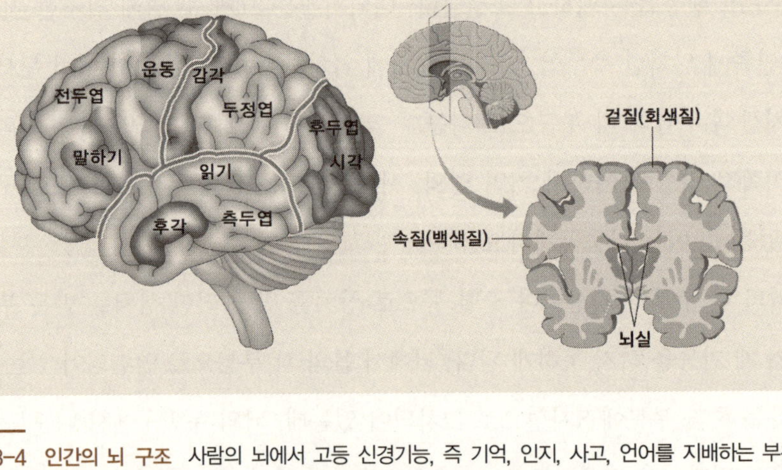

그림 3-4 인간의 뇌 구조 사람의 뇌에서 고등 신경기능, 즉 기억, 인지, 사고, 언어를 지배하는 부위는 전두엽과 해마로 알려져 있다. 사람 뇌의 각 부분은 각각 특성화된 기능을 담당한다.

질과 밀접한 연관을 가지고 있으며, 기억을 강화시키는 기능이나 단기 기억을 종합하여 지배하는 부분이다.

뉴런과 시냅스

대뇌피질을 포함한 뇌신경 조직은 신경 세포(뉴런)와 신경교세포(글리아 세포)로 이루어져 있으며, 사람의 뇌는 100억 개의 신경 세포와 신경 세포의 다섯 배가 되는 신경교세포로 이루어져 있다. 하나의 신경 세포는 각각 5천 개에서 2만 개 정도의 시냅스를 형성하고 있으므로, 뇌 속에 있는 시냅스의 수는 전체적으로 수백 조에서 수천 조에 이르는 천문학적인 숫자이다. 따라서 뇌를 하나의 컴퓨터라고 생각한다고 해도 이렇게 정교한 컴퓨터는 이 세상에 존재하지 않을 것이다.

시냅스는 크기가 1만 분의 1밀리미터로, 신경 종말이라고도 한다. 시냅스는 하나의 뉴런이 다른 뉴런과 연락을 갖는 결합 부분으로, 시냅스를 통하여 하나의 뉴런이 다음 뉴런에게 정보를 준다. 뉴런은 다른 조직 세포와 달라서 길고 긴 돌기를 가지고 있는데, 짧은 것은 1밀리미터 이하이고, 긴 것은 1미터가 넘는다. 신경돌기는 뉴런이 접촉을 하여 정보를 서로 교환하는 네트워크 역할을 하며, 이를 뉴런 네트워크 또는 뉴런 회로망이라고 한다.

하나의 뉴런이 흥분하면 정보가 전기 신호 형태로 신경 섬유를 통해 시냅스로 전달된다. 예를 들어 빛이나 소리처럼 외부에서 전해진 자극이 눈이나 귀를 통해 전기 신호로써 뇌에 전달되면 뇌가 이를 처리하고, 전기 신호가 뉴런의 시냅스에 도달하면 신경 전달 물질이 나와서 다음 뉴런으로 정보가 전달된다. 신경전달물질은 현재 40종류가 알려져 있으며, 아세틸콜린, 도파민, 노아드레날린, 뉴로펩타이드, 글루탐산 등 각종 아미노산이 있다. 아세틸콜린과 같은 신경전달물질이 다음 뉴런에 도달하면 뉴런 표면에 있는 수용제(리셉터)와 결

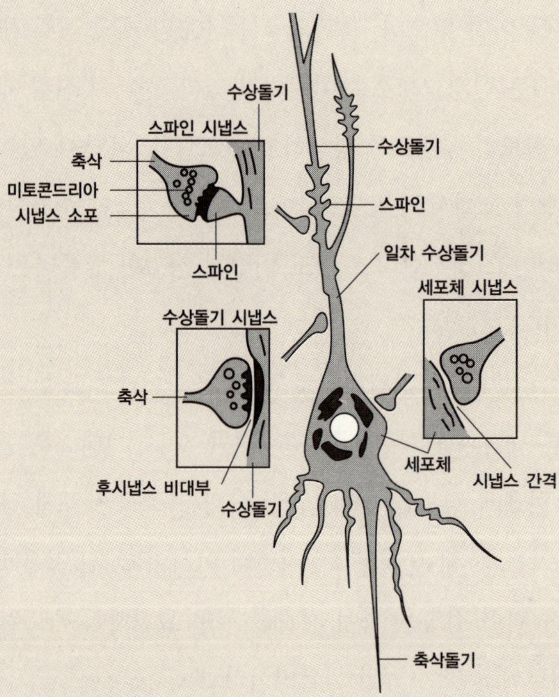

그림 3-5 시냅스 신경 세포(뉴런)가 다음 신경 세포로 정보를 전달하는 곳이 시냅스(신경 종말)이다. 시냅스에는 세포체 시냅스, 수상돌기 시냅스, 스파인 시냅스가 있고, 하나의 신경 세포에 5천 개에서 2만 개의 시냅스가 존재한다.

합하여 뉴런을 흥분시킨다.

시냅스에는 억제성을 가진 시냅스도 있는데, 이것은 상대방 뉴런을 흥분시키지 않고 억제를 한다. 만일 하나의 뉴런에 흥분성과 억제성 두 가지 정보가 동시에 들어오면 시냅스의 정보 전달 기능이 정지된다.

예를 들어 고양이를 보는 경우를 생각해 보자. 고양이를 보면 눈의 망막에 비친 이미지가 수많은 전기 신호로써 몇 단계의 시냅스를 통하여 뇌로 들어가고 대뇌피질의 뉴런을 흥분시킨다. 이때 전기 신호를 받은 뉴런은 흥분성인 것도 있지만 억제성인 것도 많아서 많은 흥분 정보가 사라져 버리고 극히 일부분의 흥분 정보만이 뇌에 도달한다. 신문사 전광 뉴스판을 보면 전광 뉴스판의 램프가 켜졌다 꺼졌다 하면서 계속 이미지를 만들어 내는데, 이와 똑같은 현상이 뇌에서 일어나는 것이다. 하나의 이미지를 보면 어느 특정한 뉴런만이 흥분을 일으켜서 하나의 뉴런 네트워크를 형성한다. 따라서 고양이를 보면 하나의 뉴런 네트워크가 생기고, 개를 보면 그와 다른 또 하나의 뉴런 네트워크가 형성된다. 일반적으로 뉴런이 흥분하는 시간은 길어도 1초 이내이므로 기억에 남지 않는다. 이러한 뉴런 네트워크는 신경 세포의 세포체, 신경섬유, 시냅스로 이루어져 있다.

사람은 35세가 지나면서 뇌가 위축되기 시작하여 뇌의 체적이 작아진다. 뇌가 위축하는 가장 큰 원인은 나이가 들면 뉴런이 죽기 시작하기 때문이다. 뇌의 체적이 노년기에 감소하는 또 다른 이유는 신경 세포의 세포체와 수상돌기가 위축하여 작아지고 수상돌기 스파인의 수가 감소되었기 때문이다.

뉴런은 태생 초기 3개월 이후에는 증식을 하지 않기 때문에 뇌 속에 있는 뉴

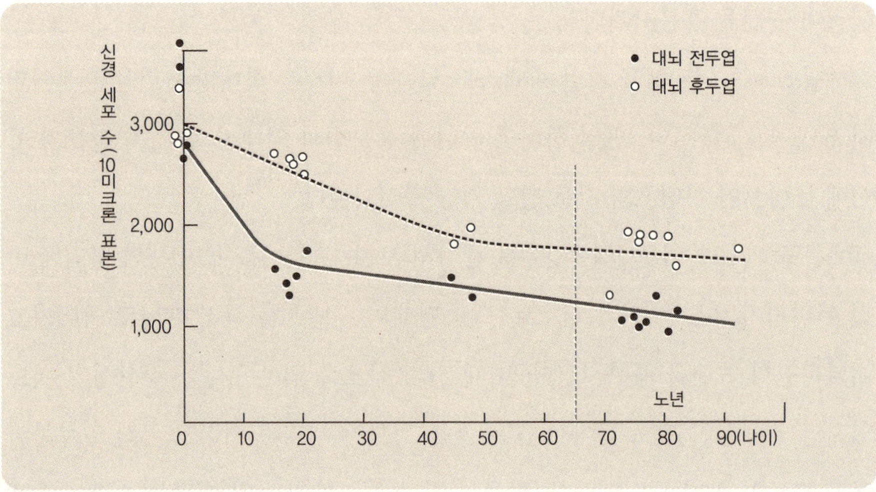

그림 3-6 정상인의 뇌에 존재하는 신경 세포 수 65세 이상의 노년에서는 신경 세포 수가 현저하게 감소한다.

런은 우리가 태어나서 죽을 때까지 새로 만들어진 것 없이 쉬지 않고 활동을 하고 있다. 즉 우리 뇌 속의 신경 세포는 태어나면서부터 계속 죽어가고 있으며, 지적 활동을 주관하는 전두엽 같은 경우 우리가 태어날 때에 신경 세포 수가 가장 많고 나이가 들면서 계속 죽어 20세가 되면 신경 세포 수가 절반 정도 밖에 남아 있지 않게 된다. 태어나서부터 초반기에 뉴런의 수가 소멸되는 것은 유전자에 의해서 이미 세포사가 프로그램화되어 있기 때문이다. 하지만 이후에 나타나는 뉴런의 소멸은 노화 과정, 뇌 외상, 뇌 허혈, 스트레스와 같은 환경 요인이 큰 것으로 추측된다.

20세가 지나면서 뇌에 있는 뉴런은 하루 10만 개씩 죽는다는 학설이 있는데,

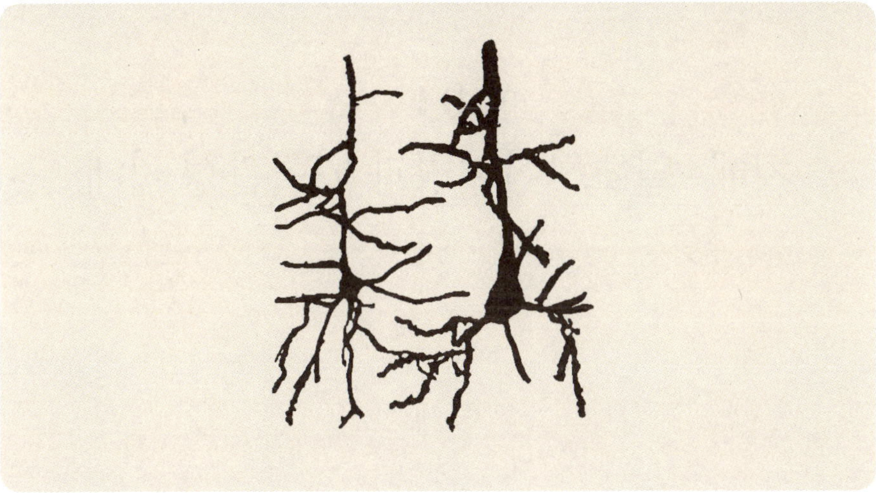

그림 3-7 쥐 신경 세포 그림 왼쪽의 세포는 36개월의 쥐(사람의 70세에 해당), 오른쪽의 신경 세포는 3개월의 쥐(사람의 20세에 해당)의 대뇌피질 신경 세포이다. 노년의 뇌에서는 신경 세포가 위축되고 수상돌기 스파인(소돌기-다른 신경 세포로부터 신호 전달을 받는 곳)의 수가 현저히 감소한다.

이렇게 많은 뉴런이 죽으면 뇌신경 기능이 저하되어 사회 활동이나 일상생활도 힘들 것이라고 생각할 수 있지만 실제적 운동 기능이나 지적 기능은 떨어지지 않는다. 이것은 뇌에 대상 기능이 있어서 죽은 뉴런을 대신하여 다른 뉴런이 새로운 뉴런 네트워크를 끊임없이 만들기 때문인 것으로 추측된다.

04
치매 - 알츠하이머병과 뇌혈관성 치매

알츠하이머병과 뇌혈관성 치매

— 사람이 노년기에 들어 고도의 지능 장애를 일으키는 경우 우리나라에서는 노망이라고 하며, 의학적으로는 치매dementia라고 한다. 치매는 라틴어 '디멘스demens'에서 나온 말로, 'de'의 제거한다, 'mens'의 '정신', 그리고 'tia'의 '병'이라는 뜻이 결합된 용어이다. 문자 그대로 정신이 제거되는 질병이다. 치매의 의학적인 정의는 '이미 획득한 정신적 능력이 현저히 저하된 상태' 또는 '언어성과 비언어성 대뇌 기능의 저하'이다.

치매에는 두 가지 종류가 있는데, 하나는 알츠하이머성 치매dementia of Alzheimer type이고, 다른 하나는 뇌혈관성 치매vascular dementia이다. 알츠하이머성 치매는 일반적으로 알츠하이머병Alzhemer's disease이라고 불리며, 1907년 독일의 정신과 의사 알로이스 알츠하이머Alois Alzheimer가 55세 된 여자 환자의 경

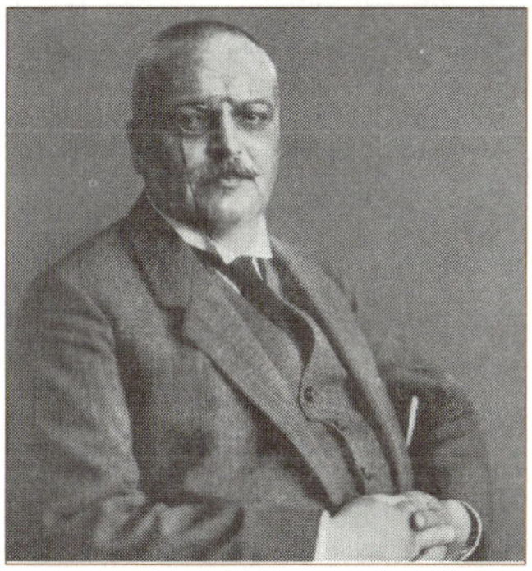

그림 3-8 알츠하이머 1907년에 알츠하이머병을 처음으로 보고하였다.

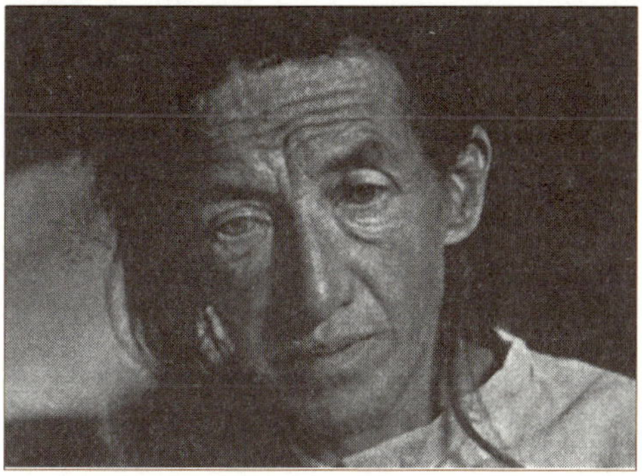

그림 3-9 어우구스트 데터 알츠하어미 교수가 1907년 알츠하이머병이라고 처음으로 진단한 사람이다.

우를 처음으로 보고하였다고 하여 그의 이름을 따서 붙인 병명이다. 알츠하이머병은 치매 환자 대부분을 차지하는 신경변성 질환이다.

뇌혈관성 치매는 뇌출혈이나 뇌졸중으로 인해 뇌혈관 장애가 생겨 발생하는 치매로, 우리나라, 일본, 중국 등 동양 여러 나라에서 많이 볼 수 있다. 이 밖에도 픽 병Pick's disease, 크로이츠펠트-야콥병Creutzfeld-Jacob disease과 같이 치매 증세가 나타나는 신경 질환이 있다. 한편 어린 나이에 정신적 능력의 발달이 지체되는 경우는 치매라고 하지 않고 정신박약mental retardation이라고 한다.

미국의 유명한 화가 윌리엄 우터몰렌William Utermohlen은 알츠하이머병에 의해 시간이 경과함에 따라 인지 능력이 계속하여 저하하고 있다(그림 3-10). 이와 같이 노년이 되면서 지연 현상으로 정신적 능력과 지적 기능이 저하되는 노화와 뇌의 기능 장애로 정신적 능력이 크게 저하되는 치매를 명백하게 구별하기

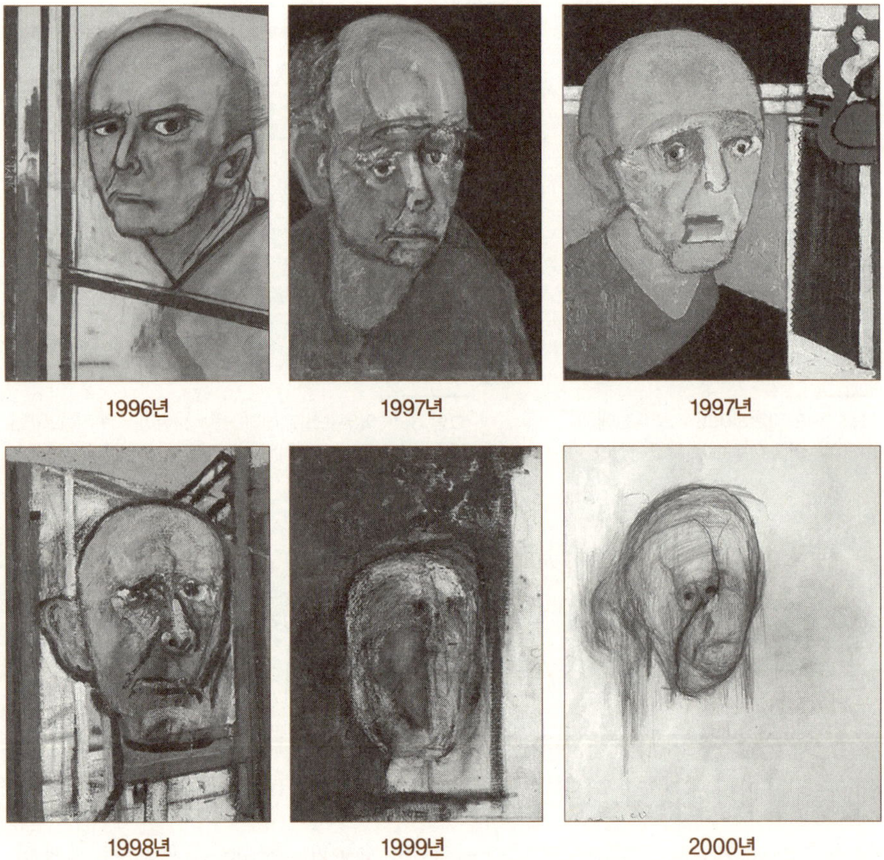

그림 3-10 윌리엄 우터몰렌의 자화상 미국의 유명한 화가인 윌리엄 우터몰렌은 알츠하이머병 발병 초기부터 매년 자화상을 그렸는데 위의 그림과 같이 해가 갈수록 인지 능력이 저하하고 있음을 보이고 있다.

어려운 경우가 많다. 다시 말해 치매는 '사회생활뿐만 아니라 다른 사람의 도움 없이 일상생활을 할 수 없을 정도로 정신적 능력이 저하된 상태'라고 규정할 수 있다. 노년이 되어 사람이나 장소의 이름을 기억하지 못하는 정도는 생리적 노화 현상이며, 일상생활을 하는 데 별 지장이 없고 가족이나 제3자의 도움 없이 사회생활을 할 수 있다면 치매라고 하지 않는다.

지난 1994년 12월 크리스마스 즈음에 로널드 레건Ronald Reagan 전 미국 대통령은 자신이 알츠하이머병에 걸려 있다고 발표함으로써 미국뿐만 아니라 전 세계에 커다란 충격을 주었다. 2003년 3월에는 "십계명", "벤허" 등의 영화에서 주연을 맡은 찰턴 헤스턴Charlton Heston이 TV 프로그램에서 1년 전부터 알츠하이머병을 앓고 있다고 고백하였다. 우리나라 최초의 여성 법조인인 이태영 여사도 알츠하이머병으로 사망하였다. 이 밖에도 알츠하이머병에 걸려서 고생한 사람은 수없이 많으나 그 가운데 유명한 사람들을 추려 보면 영국 수상 해럴드 윌슨, 영화배우 데이빗 니븐, 여배우 리타 헤이워드, 작곡가 아론 코플랜드, 소설가 이비 화이트, 추리소설가 로스 맥도널드, 화가 윌램 드 쿠닝, 권투 선수 슈가 레이 로빈슨 등을 들 수 있다. 이와 같이 유명 인사들이 계속하여 알츠하이머병에 걸렸다는 뉴스가 보도되면서 많은 사람들이 알츠하이머병이 언제 누구에게 닥칠지 모른다는 불안감과 무서움을 갖게 되었다.

2010년 기준, 65세 이상의 인구가 전 세계 인구의 10%를 차지하고 있다는 통계가 있고, 2006년 전 세계적으로 치매 환자 수가 2,700만 명이라고 알려져 있다. 미국 워싱턴 교외 베데스다Bethesda에 있는 국립노인연구소National Institute of Aging의 2012년 통계에 의하면, 미국 인구 2억 명 중에 2.5%가 넘는 540만 명이 치매 환자라고 한다. 2050년에는 치매-알츠하이머병 환자가 1,600만 명에 이를 것이라는 놀랍고 불안한 예측이 나와 있다. 우리나라에서도 2010년 현재, 치매 환자가 108만 명으로 알려져 있으며, 2050년에는 320만 명이 될 것으로 추산하고 있다. 이는 국민 100명 가운데 3명에 해당한다.

이와 같은 치매 환자들은 혼자서는 사회생활은 물론 일상생활도 제대로 하지 못해 의사나 간호사 또는 가족이 24시간 항상 곁에서 돌봐주어야 한다. 미국에서 치매 환자를 돌보는 데 드는 비용은 환자 1명에 대해 평균적으로 1985년에 38,000달러, 1994년에 45,000달러, 2004년에 54,000달러, 2010년에 65,000달러라고 추계되고 있다. 이와 같은 막대한 비용은 미국 연방정부는 물론, 주정부, 지방정부 재정에 심각한 영향을 미치고 있다.

최근 들어 우리나라뿐만 아니라 전 세계적으로 65세 이상의 노년 인구가 증가하고 있는 세계 각국에서는 치매 환자의 증가가 의학적, 사회적 그리고 경제적으로 중대한 문제가 되고 있다. 이와 같이 세계 각국에서 65세 이상 노년 인구가 매년 증가하는 것은 사회 경제 상태가 개선되고 의학 기술이 발달함에 따라 인간의 평균 수명이 길어지고 있기 때문이다.

2007년 11월 11일, 일본의 아사히신문 사회면에는 85세의 남자가 80세인 자신의 아내를 죽였다는 기사가 났다. 남편은 자신이 말기 암으로 죽게 되자 치매로 고생하는 아내를 혼자 두고 갈 수 없어서 아내를 죽였다고 한다. 이와 같이 치매 환자가 있는 가정에서는 배우자나 자식 가운데 한 명이 환자를 돌보는데, 치매 환자를 돌보는 것이 힘겨워서 자신마저 환자가 되는 경우가 많다고 한다.

이와 같이 알츠하이머병 환자가 있는 가정에는 언제나 두 명의 병자가 있다는 것이 의학적인 상식이 되었다. 최근의 통계에 의하면, 알츠하이머병 환자를 간호하면서 생기는 정신적 · 신체적인 스트레스가 가족의 면역계에 지장을 줌으로써 여러 가지 감염에 노출되어 병을 얻게 된다는 것이다. 알츠하이머병의 경과는 평균 10년 간 계속되는데, 환자를 돌보는 아들이나 딸, 남편, 아내에게는 매일 장례식을 치르는 것과 같은 스트레스와 정신적인 고통이 있다고 한다.

치매에 대한 현실적인 인식을 주기 위해 레건 전 미국 대통령의 예를 들어서 알츠하이머병 환자의 경과와 가족이 겪은 고통스러운 경험을 소개한다. 레건은 1989년 1월에 대통령직을 퇴임한 후 캘리포니아 주 벨에어에 머물면서 일본, 독일 등 여러 나라에서 강연을 하였다. 1991년 11월에는 캘리포니아의 시미에 건설된 레건 기념 도서관 개관식에 참석하여 닉슨, 포드, 카터, 부시 네 명의 대통령과 만나는 등 전직 미국 대통령으로서 활발하면서도 우아한 생활을 하고 있었다. 그러던 중 1993년 초에 낸시 부인과 레건 보좌관들은 레건이 하루하루 기억력이 감퇴하고 여러 가지 판단에 혼란이 있다는 것을 알게 되었다. 전문의는 레건이 알츠하이머병에 걸렸다는 진단을 내렸다. 1998년에는 아직 초기여서 낸시 부인이나 자녀는 알아보았지만 친구나 방문객은 잘 알아보지 못하였다. 이후 증상이 계속 악화되어 2004년 11월 사망 직전에는 부인이나 자녀도 알아보지 못하였다고 한다. 레건은 2004년 6월 93세의 나이로 사망하였다.

한편 알츠하이머병과 뇌혈관성 치매 중에서 우리나라의 치매 환자는 어느 종류의 치매에 더 많이 걸려 있는가는 중대한 관심거리이다. 왜냐하면 이것은 질병 발생을 예방하고 질병 진단과 치료에 중요한 정보가 되기 때문이다. 그러나 우리나라에는 아직도 확실한 통계가 없어서 치매 환자의 수나 치매 발생 빈도를 정확하게 알 수 없다. 미국, 캐나다, 유럽 여러 나라에서는 알츠하이머성 치매가 많은데, 일본에서는 뇌혈관성 치매가 알츠하이머성 치매보다 두 배 가까이 많다고 한다. 따라서 우리나라에서도 뇌혈관성 치매 환자가 알츠하이머성 치매 환자보다 두 배 정도 많을 것이라고 추측할 수 있다. 이와 같이 인종에 따라 많이 발생하는 치매의 종류가 다르다. 이러한 통계 역학적인 연구에는 일정 지역 주민의 건강 조사를 통하여 얻은 역학적 통계와 시체 해부와 병리학 검사를 통해 진단을 확실하게 하는 병리학적 통계 두 가지가 있다. 일반적으로 병리학적 통계가 역학적 통계보다 더 높은 정확성을 갖는다.

표 3-1에서는 각국에서 병리학적 통계로 분석한 알츠하이머성 치매와 뇌혈관성 치매의 발병률을 보여 주고 있다. 표에서 보듯이 병리학적 통계에서는 영

표 3-1. 병리학적 조사를 통한 치매 환자 조사

나라	발표자(연도)	샘플 수	알츠하이머성 치매	뇌혈관성 치매	기타
영국	톰린슨(1969)	50	50.0%	18.0%	18.0%
오스트리아	예린거(1977)	1,010	52.8%	21.5%	16.5%
일본	마츠시타(1979)	102	23.5%	64.7%	6.9%
일본	토모카나(1979)	101	21.0%	54.0%	25.0%

표 3-2. 역학적 조사를 통한 치매 환자 조사

나라	발표자(연도)	샘플 수	알츠하이머성 치매	뇌혈관성치매	기타
영국	케이(1960)	31	42.0%	39.0%	19.0%
스웨덴	아케손(1964)	78	60.0%	39.7%	-
스코틀랜드	보어(1965)	66	71.0%	22.7%	6.1%
일본	하세가와(1973)	182	25.8%	59.9%	14.3%
일본	오토모(1989)	105	26.0%	74.0%	-

국, 오스트리아 등 유럽에서는 알츠하이머성 치매가 전체 치매의 50%인데 비하여 일본에서는 뇌혈관성 치매가 50%를 넘고 알츠하이머성 치매는 30% 이하이다. 이와 같이 유럽과 동양권인 일본에서 발생하는 치매의 종류는 크게 대조를 보이고 있다. 기타에는 픽 병, 크로이츠펠트-야콥병과 같은 희귀한 신경 질환과 알츠하이머병과 뇌혈관성 치매가 같이 존재하는 혼합형 치매가 있다.

표 3-2에서는 치매 환자를 역학적 조사로 분석하고 있는데, 병리학적 통계에서와 마찬가지로 일본에서는 뇌혈관성 치매가 치매 환자의 50% 이상임을 알 수 있다.

알츠하이머병 진단 및 원인

알츠하이머병을 진단할 때는 앞에서 이야기한 것과 같은 임상 증세를 종합해서 판단하거나 화상 진단 기술, 즉 CT나 MRI를 통해서 뇌의 위축, 뇌실의 확대를 확인할 수 있다. 최근에는 PET에 의해서 대뇌피질의 대사작용이 떨어지는 것을 확인하여 진단할 수도 있다.

그러나 알츠하이머병 환자의 뇌 속에 있는 신경 세포의 신경망이 정상인의 뇌와 얼마나 다른가를 살아 있는 상태에서 관찰하는 것은 불가능하다. 알츠하이머병 환자가 죽은 뒤에 부검 해부를 하고 뇌를 들어낸 후 조직 검사를 해야 겨우 알츠하이머병 뇌 속의 이상을 알아낼 수 있다. 미국의 병리학자들이 흔히 말하듯이 우리가 알고 있는 알츠하이머병 뇌의 병리는 묘서을 보고 있는 것과 같다. 즉 살아 있을 때에는 그 사람이 어떤 사람인지 전혀 모르다가 죽은 다음

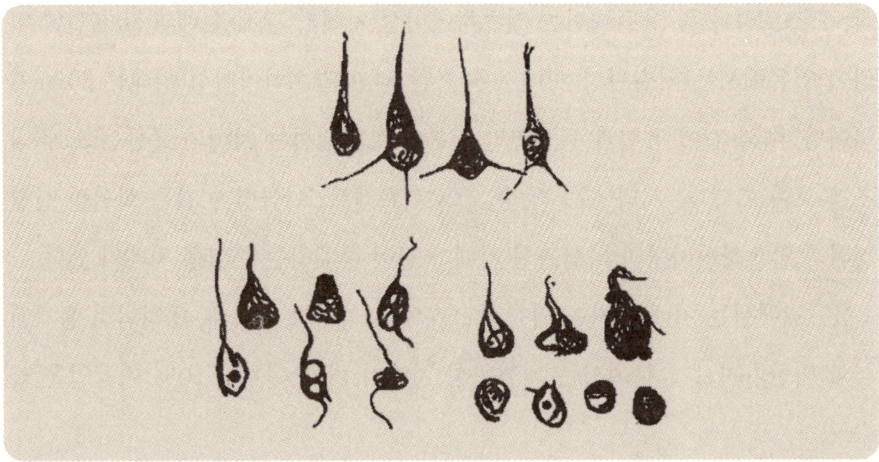

그림 3-11 알츠하이머병 환자 뇌에서 나타나는 신경원섬유 변화 스케치 1907년 알츠하이머 교수가 발표한 논문에서 인용한 것이다.

에 산소에 가서 묘석을 읽고 그 사람에 대해 아는 것과 같다.

그럼에도 많은 연구진들은 지금도 알츠하이머병 환자의 뇌의 병리 조직 검사를 하고, 남아 있는 뇌 조직을 화학적, 유전학적으로 검색하여 신경 세포가 변화하는 과정을 하나씩 추적하고 발병 원인이 무엇인가를 알아내는 작업을 계속하고 있다. 알츠하이머병 연구는 뇌 구조에서 비정상적으로 발견되는 두 가지 구조인 신경원섬유 변화와 노인반이 무엇이며, 이러한 구조가 어떻게 만들어졌는가를 중심으로 이루어지고 있다.

신경 세포를 구성하는 세포체, 수상돌기, 신경섬유(축색) 속에는 세포 골격을 구성하는 몇 가지 섬유 형태의 단백질이 있다. 그 중에서 세 가지 주요한 세포 골격 단백질, 즉 미세소관microtubule, 신경 중간섬유neurofilament, 미세섬유microfilament가 있다. 이 단백질들은 집을 지을 때의 기둥처럼 세포 형태를 만들고, 도로망과 마찬가지로 영양분을 세포 안에 두루 운반할 수 있도록 하는 구조이다.

알츠하이머병에서 보는 신경원섬유 변화는 미세소관과 결합하는 부수 단백질인 타우 단백질tau protein이 변화를 일으켜서 신경 세포 안에 노폐물처럼 축적하여 만들어지는 비정상적인 구조이다. 광학 현미경으로 은 염색을 한 뇌 조직을 관찰하면 정상 신경 세포에서 섬세하던 신경섬유가 지나치게 굵어진 것을 발견할 수 있다. 알츠하이머 박사가 1907년 알츠하이머병이 다른 병과 다른 독립된 신경 질환이라고 규정한 것도 이 구조를 발견하였기 때문이다.

앞에서 말했듯이 신경원섬유 변화는 특이한 구조를 가지고 있는데, 이를 쌍나선 필라멘트paired helical filament, PHF라고 한다. 이것은 10나노미터(10만 분의 1 밀리미터)의 2개의 섬유가 꽈배기처럼 꼬여 있어 다른 미세 구조와 구별할 수 있다. PHF의 화학 구조를 검색해 본 결과 구성 성분으로 뉴로필라멘트, 튜불린과 같은 골격 단백질, 타우 단백질이 발견되었다. 최근 신경원섬유 변화는 타우 단백질의 인산화 과정이 과도하여 이러한 특이 구조를 가진 필라멘트 구조를 만든다는 것을 알게 되었다.

노인반은 대뇌피질과 해마에서 보이는 반점 같은 구조로, 이름에서도 알 수 있듯이 노인의 뇌에서 볼 수 있다. 알츠하이머병 뇌에서는 노인반 수가 크게 증가하는데 노인반은 중심에 아밀로이드 섬유amyloid fiber가 있고 변성한 신경 세포 돌기가 주위를 둘러싸고 있다. 아밀로이드는 1853년 독일의 병리학자 루돌프 필코프Rudolf Virchow가 녹말amylum과 마찬가지로 아이오딘 반응을 일으키는 물질이라고 해서 이름 붙인 것이다. 최근에 와서 녹말과는 달리 단백질로 구성

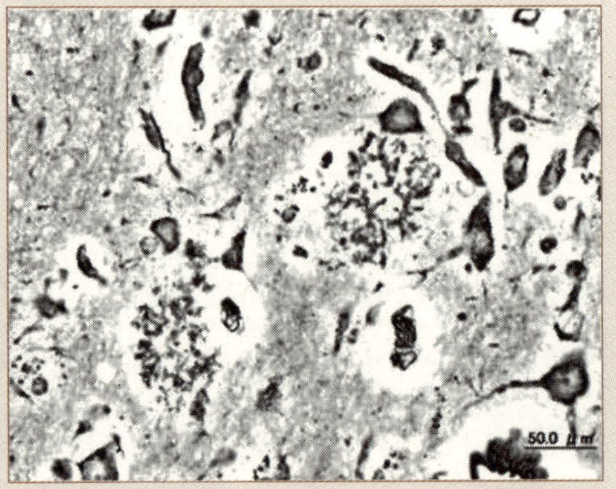

그림 3-12 알츠하이머병 환자 뇌에서 보이는 신경원섬유 변화와 노인반

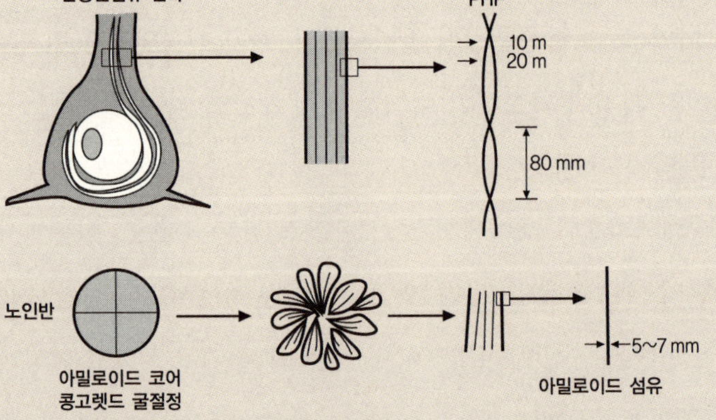

그림 3-13 알츠하이머병 환자 뇌에서 보이는 특이한 구조인 신경원섬유 변화 이것은 인산화 타우 단백질로 구성된 쌍나선 필라멘트로 구성되고 노인반은 아밀로이드 섬유가 모여서 구성된다.

되어 있다는 것이 밝혀졌다. 경우에 따라 어떤 환자에게서는 뇌의 혈관 주위에 아밀로이드가 모여 있는데, 이를 아밀로이드 혈관염이라고 한다.

아밀로이드의 단백질 구성에 대해서는 오랫동안 알려지지 않다가 1984년에 미국의 글래너G.G. Glenner가 뇌혈관 아밀로이드를 순수 분리하고 특수 구조를 가진 단백질이라는 사실을 확인하였다. 이 단백질은 베타형이라고 불리는 특수한 구조를 갖고 있어서 베타아밀로이드 단백질β-amyloid protein이라고 불린다. 이후 마스터즈C. L. Masters 연구팀이 알츠하이머병 환자의 뇌에 생긴 노인반에서 아밀로이드를 분리하여 이것 역시 베타아밀로이드 단백질이라는 것을 확인하였다. 또한 노인반을 구성하는 베타아밀로이드 단백질이 알츠하이머병 발생에 중요한 역할을 하고 있다는 가정 아래 연구를 계속하여 아밀로이드가 신경세포의 독성을 갖고 있다는 것을 확인하였다. 조직 배양한 라테ratte 신경 세포에 베타아밀로이드를 넣어 주었더니 신경 세포가 죽은 것이다.

아밀로이드 단백질은 40개, 42개 또는 43개의 아미노산으로 구성되어 있으며 695개 아미노산으로 구성된 아밀로이드 전구체 단백질amyloid precursor protein, APP에서 발생한다고 알려져 있다. 단백질을 순수 분리하는 과정에서 유전자가 발견되었는데, 아밀로이드 전구체 단백질에는 베타 APP695 유전자 이외에도 베타 APP770, 베타 APP751, 베타 APP714 등 크기가 다른 APP가 있다는 것을 알게 되었다. 그 중에서 베타 APP770은 노인, 다운 증후군, 알츠하이머병에서 많이 발견되는 것으로 알려졌다.

알츠하이머병은 단백질 분해 효소가 APP를 분해해서 베타 1-40과 베타 1-42 두 가지 베타아밀로이드 단백질을 만들어 축적하며, 정상인에서는 베타 단백질이 만들어지지 않는다. 아밀로이드는 웬만한 용액에는 녹지 않아서 불용성 단백질로 분류되었는데, 1992년에 조직 배양한 세포에서 배양액 중에 가용성 베타 아밀로이드가 분비된다는 사실이 보고되어 큰 화제가 되었다. 가용성 베타 단백질은 40개의 아미노산으로 구성되어 있고, 이것이 대량으로 생산되면서 노인반에 축적되는 것으로 추정된다. 다운 증후군 환자의 뇌를 연구한 결과에 따르면, 아밀로이드가 노인반에 축적되는 데는 10년 이상 걸린다고 한다. 아밀로이드 단백질이 배양한 신경 세포에 신경 독성이 있다고 보고되었는데, 이와 같이 아밀로이드 단백질 축적에 따라 신경 세포가 변성하고, 신경 세포에 PHF가 형성되어 신경원섬유 변화를 일으키면서 신경 세포가 죽는다. 아밀로이드 단백질의 신경 독성은 일반적으로 사실로 받아들여지고 있으나, 베타 단백질이 신경 독성을 보이는 농도는 뇌척수액 농도의 1,000배가 필요하다는 사실과 아밀로이드가 모여 있는 노인반 밖에서 신경 세포가 죽는 이유를 문제로 삼아 반대 의견을 제시하기도 한다.

아밀로이드 단백질을 합성하는 유전자는 제21번 염색체에 존재하고 가족성 알츠하이머병 환자 중의 일부는 유전자의 점 돌연변이point mutation에 의한 것으로 확인되었다. 다운 증후군은 제21번 염색체 이상으로 일어나는 질병으로, 정상인은 제21번 염색체가 2개 있는 데 반해 다운 증후군에는 삼중 염색체가 있는 것으로 나타났으며, APP 유전자의 양도 보통 사람보다 많다. 다운 증후군 환자는 정신박약 증상이 있으며, 심장 기능도 약해서 젊은 나이에 사망하는데 최근 의료 기술의 발달로 좀 더 오래 살 수 있게 되었다. 35세 이상인 다운 증후군 환자의 뇌에서는 알츠하이머병 환자의 뇌에서 볼 수 있는 신경원섬유 변화와 노인반이 많이 보이고 콜린성 신경 세포인 마이너트 핵 신경 세포도 사멸한다. 따라서 APP 생산이 증가하면 베타아밀로이드의 생산도 증가하고 신경 세포의 변성이 촉진된다는 사실을 알 수 있다.

1987년 캠브리지 대학교 피터 조지 히스롭Peter St George-Hyslop 교수는 제21번 염색체에 들어 있는 APP 유전자에 점 돌연변이가 있어서 가족성 알츠하이머병이 일어난다고 보고하였다. 그러나 1992년 제라드 셀렌버그Gerard D. Schellenberg 교수 연구팀은 제21번 염색체 이상에 의한 가족성 알츠하이머병 환자는 소수이고, 대부분이 S182라고 불리는 단백질(프리세닐린1)을 지배하는 제14번 염색체의 유전자 이상에 의한 것이라는 것을 발견하였다. 1995년에 셰링톤R. Sherrington과 로가에프E. A. Rogaev 연구팀은 러시아 볼가 계곡에 사는 독일계 가족에게서 제1번 염색체에서 STM2라고 불리는 단백질(프리세닐린2)을 지배하는 유전자 이상을 발견하였다. 따라서 가족성 알츠하이머병의 유전자 이상은 제21번, 제14번, 제1번 염색체 이상에 원인이 있다는 것이 확인되었다. 새로 발견된 S182 단백질(프리세닐린2)이 베타아밀로이드와 어떠한 상관 작용을 하여 알츠하이머병을 일으키는지는 아직 분명하지 않다.

최근의 알츠하이머병 연구는 프리세닐린의 구조와 그 생리 작용이 중심이 되고 있는데, 가족성 알츠하이머병 가족으로부터 프리세닐린의 미스센스 돌연변이와 점 돌연변이가 27종류 발견되었다. 이로써 유전성 또는 가족성 알츠하이머병을 일으키는 유전자를 규명하는 데 커다란 진보를 이루었다. 그러나 환자 수가 가장 많이 발생하는 만발성과 고발성인 일반 알츠하이머병의 원인이 되는 유전자에 관해서는 아직 확실하게 규명된 것이 없다. 오직 제19번 유전자에 들어 있는 아포리포 단백질 Eapolipo protein E 유전자가 고발성 알츠하이머병과 깊은 관계가 있다고 알려져 있다.

아포리포 단백질 E는 지방질 수송과 대사에 관계하는데, 다른 종류의 아포리포 단백질과는 달리 뇌에서도 생산되고 신경 세포를 유지하고 재생하는 데 관련이 있다고 보고되었다. 아포리포 단백질 E 유전자에는 ε2(입실론2), ε3(입실론3), ε4(입실론4) 3개의 대립 유전자형이 있다. 1993년 로제스A. D. Roses 연구팀은 일반인들은 ε4를 적게 가진 데 반해 알츠하이머병 환자는 ε4가 많다는 보고를 발표하였다. 보고 내용에 따르면, ε4는 가족성, 고발성을 포함한 모든 알츠하이머병 환자와 관련이 있으며, 알츠하이머병의 원인 유전자는 아니지만 발병을 촉진시키고 증상을 악화시키는 위험인자 또는 리스크인자로 파악된다. 아포리포 단백질 E는 병리학적으로 보면, 알츠하이머병 환자의 뇌에 생긴 노인반과 신경원섬유 변화에 강력하게 부착되어 있어서 병적 구조 형성에 깊이 관련되어 있다는 것을 알 수 있다.

05

유전자 이상과 가족성 알츠하이머병

뇌 질환 가운데 그 원인이 확실하게 유전성으로써 어느 특정 가족에게서만 일어나는 질환이 있는데, 한팅톤병Huntington's disease이 대표적이다. 한팅톤병은 제4번 염색체의 4p16.3 유전자 왼쪽 위에서 원인 유전자가 발견되었다.

보통 정상인은 유전자 번역 영역 안에 CAG라는 3염기가 되풀이되는 염기 배열이 존재하는데 한팅톤병 환자에게서는 CAG 배열이 2~3배 더 많다. CAG 리피트가 많을수록 임상 증상이 나쁜 것으로 알려져 있다.

CAG 리피트가 증가하면 왜 한팅톤병이 되는지 그 원인은 밝혀지지 않고 있다. CAG 리피트는 글루탐산을 코드하는데 중추 신경계에서 폴리글루타민을 포함한 비정상 단백질이 증가하면서 신경 세포에 장애가 오는 것으로 파악하고 있다.

부모 중 한 명이 한팅톤병에 걸린 경우 자녀가 한팅톤병에 걸릴 확률은 50%이다. 알츠하이머병은 한팅톤병과 달리 환자 전체 중 극히 소수가 유전성이다. 전 세계에서 30~40가족에게서 이러한 가족성 알츠하이머병의 유전을 발견하였으며, 이 경우 가족의 원인 유전자를 발견하는 것이 알츠하이머병의 원인을 밝혀내는 가장 가까운 방법이라고 생각되었다. 만약 유전자 이상에 의한 병이라면 자자손손 유전할 가능성이 크기 때문이다.

앞에서 알츠하이머병의 원인에 대해 이야기하였듯이 알츠하이머병 환자의 뇌에서 베타아밀로이드의 축적이 신경 세포를 파괴한다면 아밀로이드의 전구물질인 베타아밀로이드 전구 단백질 APP의 유전자 정보가 들어 있는 제21번 유전자를 검색하면 된다고 가정할 수 있다. 이러한 가정 아래 가족성 알츠하이머병 환자의 유전자를 연구하였다. 환자의 피에서 백혈구를 분리한 후 여러 가지 효소를 사용하여 DNA를 조그만 단편으로 잘라 정상인의 DNA 단편과 그 차이를 조사한 것이다. 조사 결과 1991년에 일부 가족성 알츠하이머병의 원인 유전자가 제21번 염색체의 APP 유전자에 있으며, 717번 코돈의 점 돌연변이에 의해서 아미노산 배열 중의 하나인 발린이 아이소류신으로 바뀌어 있다는 것을 발견하였다.

이 밖에도 APP 유전자의 코돈 670번, 코돈 693번, 코돈 713번에 점 돌연변이를 가진 알츠하이머병 가족이 발견되었다. 1992년에는 다른 가족성 알츠하이머병 가족에게서 제 14번 염색체에 위치한 S182 유전자에 이상이 있다는 것이 발견되었다. S182 단백질은 염기 배열에 의해서 세포막을 일곱 번 들쑥날쑥 하는 리셉터 단백질로서 가족성 알츠하이머병에서는 아미노산 변이가 20개 발견되었다.

1995년에는 러시아의 볼가 강 근처에서 19세기에 독일에서 이주해 온 독일인계 가족이 알츠하이머병에 걸렸는데, 제1번 염색체에서 원인 유전자가 발견되었다. 이 유전자는 STM2라고 불리는데, STM2 단백질에서 아미노산 변이가 두 곳에서 발견되었다. 앞에서 말한 S182 단백질과 STM2 단백질은 구조가 비슷하며, 최근에는 프리세닐린 1, 프리세닐린 2라고 불린다. 따라서 프리세닐린 단백질이 알츠하이머병의 발병 기전 원인을 발견해 낼 수 있는 중요한 요소 중 하나가 될 것으로 생각된다. 즉 가족성 알츠하이머병의 원인 유전자는 제1번, 제14번, 그리고 제21번 염색체에 위치하며, 원인 유전자가 점 돌연변이에 의해 아미노산 구성에 변화를 일으키고 가족성 알츠하이머병을 발병시킨다는 사실을 알게 되었다.

그러나 압도적으로 환자 수가 많은 만발성이고 고발성인 알츠하이머병의 발병과 관련 있는 유전자에 대해서는 아직도 밝혀진 것이 거의 없다. 희망을 걸

표 3-3 가족성 및 만발성 알츠하이머병에서의 유전자 이상

염색체	유전자 이상	발병 시기	베타아밀로이드 종류
21	베타아밀로이드 전구체 변이	50세	베타아밀로이드 1-42 생산 증가
19	아포 ε4 발현	60세 이상	베타아밀로이드 생산과 축적 증가
14	프리세닐린 1 변이	40~50세	베타아밀로이드 1-42 생산 증가
1	프리세닐린 2 변이	50세	베타아밀로이드 1-42 생산 증가

수 있는 부분은 제19번 염색체에 존재하는 아포리포 단백질 E 유전자의 유전자형에 따라서 고발성 알츠하이머병에 걸릴 가능성이 3~4배가 된다는 사실이다. 아포리포 단백질 E 유전자가 알츠하이머병 발병의 위험인자 또는 리스크인자인 것은 분명하다는 것이다.

아포리포 단백질 E 유전자에는 ε2나 ε3을 가진 사람들에 비해서 알츠하이머병 발병률이 3~4배나 된다고 한다. 아포리포 단백질 E의 종류와 알츠하이머병 발병의 관계는 '05. 유전자 이상과 가족성 알츠하머병' 을 참고하기 바란다.

06

치매 환자 치료법

1982~1983년에 스웨덴의 비오쿠른트A. Bjorklund 연구팀은 쥐를 이용한 실험을 통해 처음으로 치매-알츠하이머병의 치료 효과와 관련된 성공적인 결과를 얻었다. 쥐의 아세틸 콜린성 신경계인 중격-해마 회로를 파괴하여 기억을 상실하게 한 다음, 태생 쥐 뇌의 중격 조직을 이식하였더니 T자형 미로에서 기억 행동이 훨씬 우수해졌다는 것을 알아낸 것이다.

원숭이에게도 신경 독을 사용하여 전뇌 기저부의 콜린성 신경 세포를 파괴하고 치매 환자와 같은 기억 장애를 일으키게 한 다음, 태생 원숭이 뇌의 콜린성 신경 세포를 이식하였더니 기억 장애가 크게 회복되었다는 보고가 있다. 또한 치매-알츠하이머병 환자처럼 기억 장애를 일으킨 원숭이의 뇌 속에 신경 성장인자nerve growth factor, NGF를 생산하는 세포를 이식한 결과 원숭이의 학습 능력이 크게 개선되었다고 한다. 이것은 신경 성장인자가 뇌 속에서 충분하게 생산되면서 죽지 않고 남아 있는 콜린성 신경 세포(기억과 학습 등의 고등 정신 기능을 지배한다고 생각되는 신경 세포 그룹)를 재생하고 생존할 수 있도록 크게 돕기 때문인 것으로 추측된다.

앞으로 치매-알츠하이머병 환자에게 뇌 이식을 시도하게 되면 가장 먼저 태아 전뇌 기저부 또는 해마의 신경 세포를 환자의 해마에 이식하게 될 것이다. 그러나 우리나라에서 뇌 이식을 시작하려면 여러 가지 해결되어야 할 문제들이 있다. 우선 사람 태아의 뇌를 이식 재료로 사용하는데 따른 윤리적인 문제가 널리 논의되어야 하고, 누구나 받아들일 수 있는 가이드라인이 설정되어야 한다. 현재로서는 사람 태아의 뇌 사용이 윤리적으로 문제가 되고, 태아의 뇌를 쉽게 얻을 수도 없기 때문에 새로운 방향 모색이 필요하다.

이를 위해서는 첫째 유전 공학적으로 만들어진 새로운 세포를 사용할 필요가 있다. 예를 들어 환자 자신의 피부에서 분리된 섬유아세포에 신경 세포가 가지고 있는 유전자를 넣어 인공 신경 세포를 만든 다음, 이것을 뇌에 이식하는 것이다. 둘째, 사람이 아닌 동물의 뇌를 사용할 필요가 있다. 예를 들어 원숭이나 돼지의 뇌 조직을 일부 잘라내어 이식할 수 있는데, 최근 이러한 이종간 이식heterotransplantation이 많이 논의되고 있다. 원숭이나 돼지의 기관을 사람에게 이식하는 수술은 이미 여러 번 시행되었고, 기술적이고 윤리적인 면에서 별다른 문제가 없었다.

그러나 큰 문제가 되는 것은 원숭이나 돼지가 가지고 있는 세균이나 바이러스가 사람 몸 안에 들어와서 새로운 감염체가 되어 무섭고 새로운 질병을 일으킬 수 있는 가능성이다. 에이즈와 에볼라 바이러스처럼 다른 동물에서는 오랫동안 아무런 장애를 일으키지 않고 잠재해 있다가 사람에게 침입하여 무서운 유행성 질환이 된 전례가 있다. 이종간 이식은 앞으로 여러 가지 면에서 과학적인 방법으로 검토한 다음에 시행되어야 할 것이다.

알츠하이머-치매 센터에서 환자에게 주로 사용하는 약제는 아래와 같다. 아세틸콜린에스테레아제acetylcholinesterase 효소는 뇌에서 기억과 학습을 지배하는 신경전달물질인 아세틸콜린acetylcholine을 분해하는 효소로서 하나의 신경 세포와 다른 신경 세포 사이에 아세틸콜린에 의한 신경 전도가 일어난 직후 아세틸콜린을 분해한다.

알츠하이머병 환자의 뇌에서는 대뇌와 해마에서 아세틸콜린과 아세틸콜린을 합성하는 아세틸콜린 합성 효소의 활성이 크게 떨어지고 있다는 것을 알게 되었다. 따라서 알츠하이머병 환자 치료에는 뇌의 아세틸콜린 농도를 높이고 환자의 증세를 개선하기 위해서 아세틸콜린 분해 효소인 아세틸콜린에스테레아제 활성을 억제하는 효소 억제제 아리셉트Aricept, 엑셀론Exelon, 라자다인Razadyne이 유일하게 사용되고 있다. 그러나 이들 약제는 병의 원인을 치료하지 못하고 병의 악화 경과를 조금 지연시키는 정도이다.

최근 내 연구실에서 아세틸콜린을 합성하는 아세틸콜린 합성 효소 유전자를 탑재한 인간 신경 줄기세포를 알츠하이머병 모델 쥐의 뇌에 이식한 결과, 이식된 줄기세포가 10주 이상 생존하면서 아세틸콜린 합성 효소를 발현하고 학습 및 기억력을 탁월하게 개선한다는 사실을 확인하였다.

이러한 선행 연구를 통해 신경 줄기세포는 병변 부위-주향성 특성으로 뇌 손상 부위로 이동하여 정착하고, 신경 세포와 신경교세포로 분화하며 다양한 신경 영양인자와 그 수용체를 발현함으로써 스스로 생존율을 증대시키는 것으로 확인되었다. 또한 신경 성장인자 유전자를 탑재한 인간 신경 줄기세포를 알츠하이머병 모델 쥐의 뇌에 이식하였더니 알츠하이머병 쥐에서 거의 완전한 학습, 기억력 회복 효과를 나타내는 것을 확인하였다. 이러한 결과를 바탕으로 알츠하이머병 환자에서 신경 줄기세포와 신경 세포의 뇌 이식에 의해서 뇌 기능을 회복시킬 수 있는 세포 치료를 준비하고 있다.

07

파킨슨병

뇌 이식 수술은 동물 태아의 뇌 일부를 잘라내어 다른 동물의 뇌 속에 이식하고, 이식된 뇌 속에서 신경 세포의 재생을 관찰하는 실험 기술로, 최근에 신경변성 질환 환자 치료에 임상적으로 응용되어 효과를 보고 있다. 뇌 이식 수술의 목표는 이식된 신경 세포가 뇌 외상이나 신경변성 질환 때문에 없어진 신경 세포를 대신하고, 호스트 동물의 뇌 속에서 결핍된 신경전달물질이나 신경 영양인자를 공급해 주는 데 있다.

파킨슨병Parkinson's disease은 중뇌의 흑질이라고 불리는 부위의 도파민성 신경 세포가 죽어서 운동 장애를 일으키는 신경 질환으로, 50대 이후에서 흔히 발병하고, 60세 이상에서는 발병률이 2%이다. 파킨슨병 환자는 인구 10만 명에 1명꼴로 발생하며, 우리나라에서는 1,000명 정도의 환자가 있다. 파킨슨병의 원인은 아직 알려져 있지 않다.

파킨슨병 환자의 뇌를 병리 부검하여 조사해 본 결과, 중뇌에 있는 흑질의 멜라닌 색소를 가진 도파민성 신경 세포가 대량으로 죽어 있는 것이 판명되었다. 도파민성 신경 세포는 대뇌의 중앙에 위치한 선조체corpus striatum란 부위에 있는 신경 세포에 신경 말단이 연결되어 있어 흑질-선조체 연락계로 불리며 손과 발 등의 운동 계통을 조절한다. 따라서 흑질의 신경 세포가 죽으면 손, 발 등 사지 운동에 이상이 생기게 된다.

1982년 스웨덴 룬드 대학교 비오쿠른트Arne Bjorklund 교수는 쥐에게 신경독인 하이드록시 도파민을 주사하였더니 파킨슨병을 일으킨 것을 확인하였다. 이후 그는 파킨슨병을 앓고 있는 쥐의 뇌 속에 쥐 태아의 흑질 조직을 이식하였더니 운동 기능이 정상으로 돌아가는 것을 관찰하였다. 1986년에는 파킨슨병 모델인 쥐의 뇌에 사람 태아의 흑질 조직을 이식한 다음 운동 기능이 회복되는지를 관찰하였다. 1988년 이후 스웨덴 룬드 대학교 연구팀이 중심이 되어 파킨슨병 환자의 선조체 부위에 6~8주가 된 사람 태아의 중뇌 조직을 이식하는 수술이 이루어졌다. 현재 스웨덴, 미국, 프랑스, 중국, 멕시코 등 각국에서 파킨슨병 환자 가운데 약 300명이 태아 뇌 조직 이식 수술을 받았으며, 이들 파킨슨병 환자 대부분이 수술 후 운동 기능을 회복하였다고 한다.

나도 1994년 12월 서울대학교 병원 신경외과 초청 교수로 있을 때 파킨슨병 환자 2명에게 사람 태아의 뇌 조직을 이식하는 수술에 참여하였는데, 당시 수술한 두 명의 환자 모두 운동 기능이 회복되었다. 이후 1996년 10월부터 1997년 3월까지 뇌 이식 분야의 세계적인 중심지가 된 룬드 대학교 신경외과에서 새로운 뇌 이식 프로젝트 연구에 참여하였다. 이 프로젝트는 탈수 신경 질환인

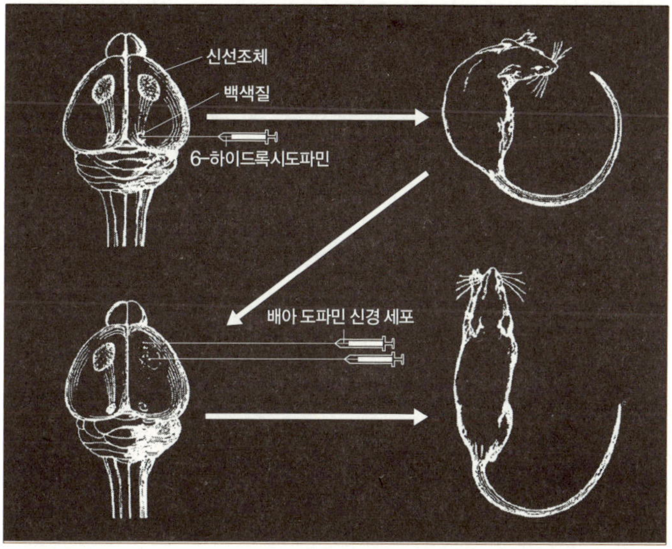

그림 3-14 파킨슨병의 동물 모델 작성 쥐의 중뇌 흑질 부위에 신경독 하이드록시 도파민을 주사하면 도파민 세포가 죽고 흑질-선조체 경로가 파괴되어 파킨슨병 모델이 완성된다. 이러한 동물의 선조체에 새로 만든 도파민 신경 세포를 이식하면 동물의 임상 증세가 호전된다.

다발성 경화증 환자의 뇌 속에 사람 태아의 희돌기교세포를 이식하여 환자들이 기능을 회복하는지를 관찰하는 것이었다. 이때 나는 미엘린 프로젝트 연구실의 책임자로서 환자의 뇌 속에 이식할 희돌기교세포를 사람 태아의 뇌에서 순수 분리하는 기술을 개발하고, 스웨덴 의사들에게 기술 지도를 하였다. 파킨슨병이나 다발성 경화증 그리고 알츠하이머병에서 태생기의 뇌를 사용하는 이유는 태생기 뇌가 성숙한 동물이나 사람의 신경 조직에 비해 저산소 상태에서 저항성이 높고, 미분화된 상태에 있으면서 잠재적으로 재생하고 성장하는 능력이 훨씬 높기 때문이다. 또한 호스트와의 사이에 면역 거부 반응을 일으키게 하

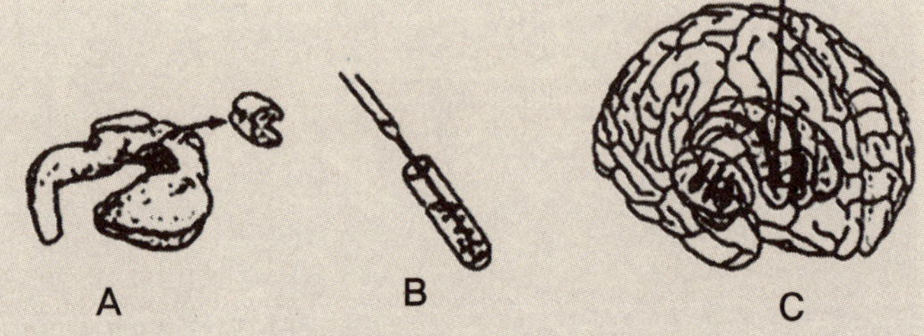

그림 3-15 파킨슨병 환자에서 시술되는 뇌이식 순서
A. 6~9주가 된 태아의 중뇌 조직을 분리한다.
B. 중뇌 조직을 단리 세포로 분리한다.
C. 분리한 태아 중뇌 신경 세포를 환자 뇌의 선조체에 이식한다.

는 세포 항원이 발달되어 있지 않기 때문이기도 하다.

최근 파킨스병 환자에서 심부뇌자극deep brain stimulation, DBS 수술로 임상 징후가 크게 향상하는 경우가 많은데, 심부뇌자극 수술은 미소 전기신호를 보내는 뇌의 신경 조정기brain pacemaker를 뇌의 시상전부에 미소전극을 이식하여 임상 증세를 개선하는 수술이다. 미국 식약청은 2002년 파킨슨병을 위해 DBS을 승인하고 2003년에 근육긴장 이상과 만성통증 치료에 사용하도록 허가하였고, 최근에는 우울증 등 다양한 정서 장애 치료에도 사용하고 있다.

우리나라에서도 2000년부터 서울대학교 병원, 연세대학교 의과대학 세브란스 병원에서 DBS에 의한 파킨슨병 환자 치료를 하고 있다. 그러나 DBS는 일부 환자에게서 효능을 보이는 반면, 심각한 합병증 및 부작용에 대한 가능성이 있어서 장기간의 검토가 필요하다.

08
뇌졸중

여기에서는 뇌졸중 치료에 대한 전임상 연구에 대하여 살펴본다. 그동안 많은 연구가들이 뇌경색에 대한 실험적인 연구를 하였는데, 뇌출혈 모델에 대한 연구는 부족한 실정이다. 뇌출혈 이후 환자 자신의 신경 줄기세포나 글리아 세포는 출혈 발생 후 급격하게 분열하여 병변 쪽으로 이동하는 수가 많지 않고 뇌세포의 보충은 약 0.2%에 그친다고 알려져 있다.

따라서 외부에서 신경 줄기세포를 이식할 경우 부족한 부분을 효과적으로 보충할 수 있는 가능성이 있다. 신경 줄기세포의 이용은 뇌졸중 치료에 대한 흥미로운 접근 방법 중의 하나로써 파킨슨병, 간질, 뇌경색 등에 대해서는 실험적으로 많은 연구가 이루어져 왔으나, 뇌출혈에 대해서는 상대적으로 많은 연구가 이루어지지 않았다.

내 연구실에서는 불사화 인간 신경 줄기세포에 성장인자 유전자를 도입하여 새로운 인간 신경줄기세포를 개발한 뒤 쥐 뇌출혈 모델에 뇌를 이식함으로써 이들 생쥐에서 기능적인 회복 효과 및 동물 뇌 안의 세포 사멸, 생존 신호에 대한 변화를 관찰하였다. 뇌출혈 후 신경 세포의 사멸에 의해 해부학, 신경학 기능적 저하가 나타나는데, 이에 생체 부족 결손을 보충하기 위해 인간 신경줄기세포를 뇌출혈 동물 모델 뇌에 이식한 결과 12주까지 기능적 회복 효과가 있는 것으로 나타났다. 정도의 차이가 있기는 하지만, 대부분은 이식된 세포들이 뇌출혈 부위로 이동하여 다양하게 신경 세포, 성상세포로 분화, 신경학 기능적 회복에 진전된 양상을 나타냈다.

특히 불사화 인간 신경줄기세포에 성장인자를 도입한 경우에는 이식된 성장인자 인간 신경줄기세포가 본래의 인간 신경줄기세포보다 2~3배 이상 향상되는 것을 알 수 있었다. 이것은 성장인자들의 분비가 뇌출혈 내의 흥분 독성에 의한 신경 세포의 세포사 및 염증을 억제하여 뇌출혈 뇌실 내의 미세 환경을 개선하는 것으로 볼 수 있다. 그리고 뇌에 존재하는 신경줄기세포들의 활성 증가 및 증식, 이동, 분화를 촉진하고, 이들과 주변 생존 신경 세포들과 연계하여 신경망을 복구하며 파괴된 주변부의 혈관을 신생 및 혈액 공급망을 새롭게 형성함으로써 뇌의 정상적 기능을 회복하는 것으로 보여진다.

결론적으로, 인간 신경줄기세포 및 유전자 도입 인간 신경줄기세포를 바탕으로 한 세포 대치 요법은 뇌졸중 등으로 고생하는 환자에 대한 적절한 치료 전략으로써 뇌세포의 재생을 이루고, 해부학적 또는 신경 기능적인 회복을 복구시켜 주는 줄기세포-기반 세포 유전자 치료법이다.

09
환경 독과 뇌질환

1982년 캘리포니아 주 새크라멘토 근처에서 20대에서 40대에 이르는 젊은 나이에 파킨슨병에 걸린 환자와 똑같은 운동 장애 증세를 일으킨 환자가 7명 발견되었다. 그런데 이들은 모두 가짜 마약을 복용하였다는 공통점이 있었다.

어느 아마추어 화학자가 마약인 히로인과 비슷한 가싸 마약을 만들어 팔았는데, 이때 약을 합성하는 과정에서 어떤 잘못을 하여 사람의 뇌에 극히 해로운 신경독인 MPTP(1-메틸-4-페닐-1,2,3,6-테트라 하이드로 피리딘)가 섞인 마약을 만든 것이다. 그리고 이들이 이 마약을 복용한 것으로 알려졌다. 발견된 환자 7명 외에도 120~200명 정도의 사람들이 소량의 MPTP를 사용한 것으로 추측되며, 그 중에서 최근에 20명 정도가 역시 가벼운 파킨슨병 증세를 보이고 있다고 한다. 이 가짜 마약을 사용한 것으로 보이는 사람들이 10년, 20년이 지나서 파킨슨병에 걸릴 확률은 대단히 높은 것으로 보인다.

파킨슨병 환자들은 오랫동안 치료약이 없어서 고생하였는데, 1960년대 중반에 파킨슨병 환자의 뇌에서 부족한 신경전달물질인 도파민을 보충하기 위하여 전구물질인 엘도파를 투약한 결과 파킨슨병 환자의 증세가 크게 나아졌다. 하지만 엘도파를 5년 이상 계속 사용하면 효과가 없을 뿐만 아니라 부작용이 심하게 나타난다.

파킨슨병 말기가 되면 역시 알츠하이머병과 같은 치매 증상이 나타나기도 하는데, 이것은 파킨슨병에서 볼 수 있는 흑질의 신경 세포 파괴 원인이 대뇌피질이나 해마의 콜린성 신경 세포가 파괴되어 발생하는 알츠하이머병의 원인과 관계가 있기 때문으로 추측된다.

MPTP 중독으로 인하여 파킨슨병에 걸린 환자 두 사람에게 6~8주 정도 된 사람 태아의 중뇌 신경 조직을 이식한 결과 임상 증상이 눈에 띄게 가벼워졌다는 보고가 있다. 우연한 사건으로 발견된 MPTP를 원숭이에게 주사하여 파킨슨병과 똑같은 증상을 볼 수 있었고, 이에 처음으로 파킨슨병의 실험 모델을 갖게 되었으며, MPTP 파킨슨병 모델 원숭이를 통해 뇌 이식과 다른 새로운 치료약을 찾는 길이 열리게 되었다.

캐나다에서도 맥길 대학교 신경내과 팀이 중심이 되어 1985년 몬트리올 시 주변에서 파킨슨 환자가 500명 넘게 발생한 지역에 대한 조사를 벌였다. 파킨슨병은 야채나 과일을 생산하는 농업 지역에서 발병률이 높았고, 목재 펄프 공장 지역에서도 발병률이 높았다.

연구팀은 왜 농업 지역에서 파킨슨병이 많이 일어났는가를 알아보기 위해 여러 가능성을 조사한 결과 농업 지대에서 대량으로 쓰이는 농약에 주목하였다. 그 중에서도 파킨슨병을 일으키는 MPTP와 화학 구조가 매우 비슷한 파라콧 paraquot에 주목하였다. 파라콧은 잡초를 제거하는 제초제로서 우리나라에서도 많은 사람들이 이 약에 중독되어 사망한 것으로 알려져 있다. 이 때문에 최근 우리나라에서도 사용이 금지되어 있다. 맥길 대학교의 연구팀은 이를 증명하기 위해 파라콧을 실험동물에게 투여하였더니 뇌의 도파민 양이 현저하게 감소하고 운동 장애가 발생한 것을 발견하였다.

알츠하이머병의 원인은 아직 명확히 밝혀지지 않았지만 현재까지 밝혀진 원인 중에는 지연성 바이러스slow virus, 프라이온prion, 면역 이상, 유전자 이상 그리고 환경 독성 물질이 있다. 가짜 마약에 섞인 MPTP에 의해서 일어난 파킨슨병의 경우나 농약인 파라콧이 파킨슨병의 원인이라고 주장하는 캐나다 학자의 보고에서 알 수 있듯이, 환경 독성 물질이 파킨슨병이나 척수 질환인 루게릭병, 근위축성 축색경화증 그리고 알츠하이머병의 원인이라고 주장하는 많은 연구 보고가 나와 있다.

따라서 여기에서는 환경 독성 물질에 대해서 상세하게 이야기하고자 한다. 사람의 뇌는 기억이나 사고와 같은 고등 신경 기능을 지배하고 있는데, 이를 1,400그램밖에 안 되는 작은 용적의 기관이 처리하고 있다. 사람이 진화하는 과정에서 뇌를 더 크게 만들어 기능을 더욱 뛰어나게 하였으면 하는 생각이 들지만 어머니의 골반 크기가 한정되어 있고, 아기 머리가 어머니 골반을 통과하려면 더 이상 클 수 없기 때문에 지금의 뇌보다 더 큰 뇌를 기대할 수는 없다.

뇌혈관 관문

뇌는 우리 몸에서 가장 중요한 기관으로, 몸에서 필요한 전체 에너지의 3분의 1을 소비한다. 혈액 순환이 잘 되지 않으면 뇌출혈이나 뇌졸중에 걸리는데, 이것은 혈액이 뇌에 들어가지 않으면 산소와 당이 부족해져서 혈액을 공급받지 못한 신경 세포가 변성하고 죽어 버리기 때문이다. 이와 같이 사람의 뇌는 복잡하고 정교한 컴퓨터로써 여러 가지 조그만 고장에 의해서도 장애를 일으키기 쉽다.

뇌는 우리 몸에서 가장 중추적인 역할을 하기 때문에 다른 부분과 달리 소중하게 보호되고 있다. 돌과 같이 견고한 두개골은 세 겹으로 된 뇌막으로 덮여 있고 뇌척수액 속에 둥둥 떠 있어서 외부에서 오는 충격으로부터 보호된다. 또한 물리적인 충격뿐만 아니라 외부 물질이 침입하는 것을 엄밀하게 감시하고 들어오지 못하게 하는데, 이와 같이 뇌를 감시하는 기구를 뇌혈액 관문blood-brain-barrier, BBB이라고 한다.

우리가 먹는 음식이 위장에서 소화되고 혈액에 녹아서 몸의 각 부분에 보내지면, 영양 물질이나 산소와 같은 물질이 뇌와 신경 세포에 골고루 공급된다. 이때 뇌 신경계에 유독한 물질은 혈관벽을 만드는 혈관 내피세포와 이들을 둘러싸는 신경교세포의 특이한 저지 기능으로 인하여 뇌 속으로 들어가지 못한다.

오늘날 과학 기술의 발달로 수많은 화학제품이 사용되고 있는데, 일상생활에서 사용하는 화학제품은 제조하고 사용하며 폐기하는 모든 과정에 환경을 해치는 요소가 많다.

이러한 화학제품은 우리 몸 안에도 흡수되는데, 대부분은 몸의 해독 작용에 의해 분해되고 나머지는 외부로 배출된다. 하지만 생산되는 화학 물질의 종류가 날마다 증가하면서 원래 지구 상에 존재하지 않았던 물질이나 사람 몸에 흡수되지 않았던 물질이 사람 몸 안에 들어오게 되고 뇌혈액 관문을 뚫고 뇌에 들어가는 물질도 증가하게 되었다.

그러나 화학제품 사용으로 인한 질병은 오랜 시간에 걸쳐 우리 몸에 화학 물질이 축적되어 신경 증상이 나타나는 경우가 많아 그 원인을 분명하게 파악하지 못할 수 있다.

미나마타병

환경 독성 물질인 화학제품은 우리가 알지 못하는 사이에 우리의 일상 환경에 침투해서 신경 질환을 일으키는 경우가 있다. 가장 전형적인 예가 미나마타병이다. 미나마타병은 화학 물질인 중금속이 오랜 시간에 걸쳐 사람 몸에 흡수되어서 신경 증상을 일으키는 질환이다.

1950년에 일본 규슈〔九州〕 구마모토〔能本懸〕현 미나마타에서 신경 증상을 일으킨 환자가 많이 발생하였는데, 손과 발의 감각이 둔해지고 운동장애가 나타나며 눈의 시야가 갑자기 좁아지는 기묘한 증상 등을 보였다. 처음에 미나마타 주변에 사는 어부와 그 가족에게 많이 나타나서 1956년에 미나마타병이라는 병명이 붙게 되었다.

연구원들은 중금속에 의한 중독 증상인지를 파악하기 위해서 망가니즈, 타리움, 아연, 납, 수은 등 여러 가지 중금속을 가지고 신경 독성을 검사하였다. 그러나 이러한 중금속에서는 증상이 나타나지 않았다. 이에 당시 미나마타에 있었던 일본 질소 공업 회사의 공장에서 나오는 공장 폐수를 분석하였는데, 공장 폐수가 나오는 곳에서 대량의 수은 오염이 발견되었다. 그리고 환자의 머리카락이나 미나마타 만에서 잡힌 생선이나 조개 동류에서 역시 대량의 수은 오염이 발견되었다. 또한 갯벌 속에 있는 미생물이 무기수은을 유기수은으로 변화시키고 유기수은을 가진 미생물을 먹은 생선이나 조개에서 대량으로 유기수은이 축적된 것이 실증되었다. 따라서 생선이나 조개를 잡아서 생계를 하는 어부나 그 가족에게서 미나마타병, 즉 유기수은 중독이 제일 먼저 발생한 것은 당연한 일이었다.

1958년에 미나마타병이 정식으로 보고되었으나 해당 질소 공장에서는 자신의 공장과는 무관한 사건이라고 발뺌하면서 12년 동안 대량의 수은을 자연환경에 그대로 배출하였다. 이후 해당 질소 공업회사와 미나마타병 환자 사이의 재판이 계속되었고, 1996년에 비로소 남은 환자들이 재판에서 승리하면서 최초의 환자가 발생한 지 46년 만에 결론이 나게 되었다.

한편 나도 1992에 미나마타 시에 소재한 국립 미나마타병 연구소에 초대를 받아서 강연을 한 적이 있는데, 강연이 끝나고 미나마타 만 주변을 방문하였을 때의 충격을 아직도 잊지 못하고 있다. 당시 그곳 담당자는 수은 오염이 중지된 지 30년이 지났음에도 주위 20킬로미터 반경의 바다에서 잡히는 생선이나 조개는 먹지 못한다고 하였다. 그리고 적어도 앞으로 50년 동안은 이 근처에서 잡히는 생선 조개는 식용이 안 된다는 것이었다.

이와 같이 환경오염으로 한 번 망가진 자연이 원래 상태로 돌아가려면 10~20

년으로는 안 된다는 귀중한 교훈을 얻었다. 우리나라에서도 공업화와 국민 소득 향상만을 생각하고 환경을 20년 이상 오염시키고 있는데, 머지않아 우리가 예상하지 못한 환경 독성 물질로 대량의 중독 환자가 발생할지도 모를 일이다.

4장

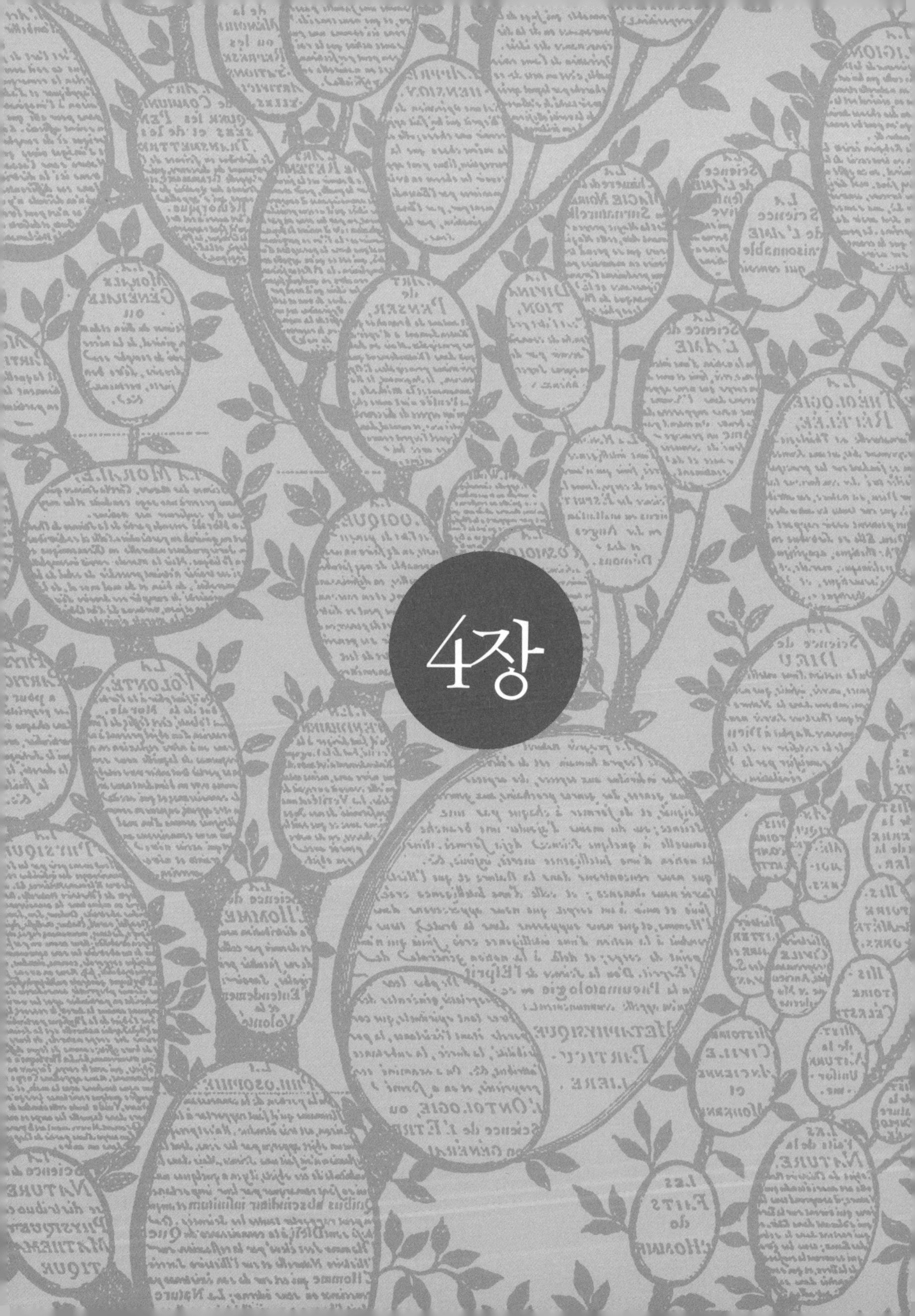

노화 방지와 수명 연장의 과학

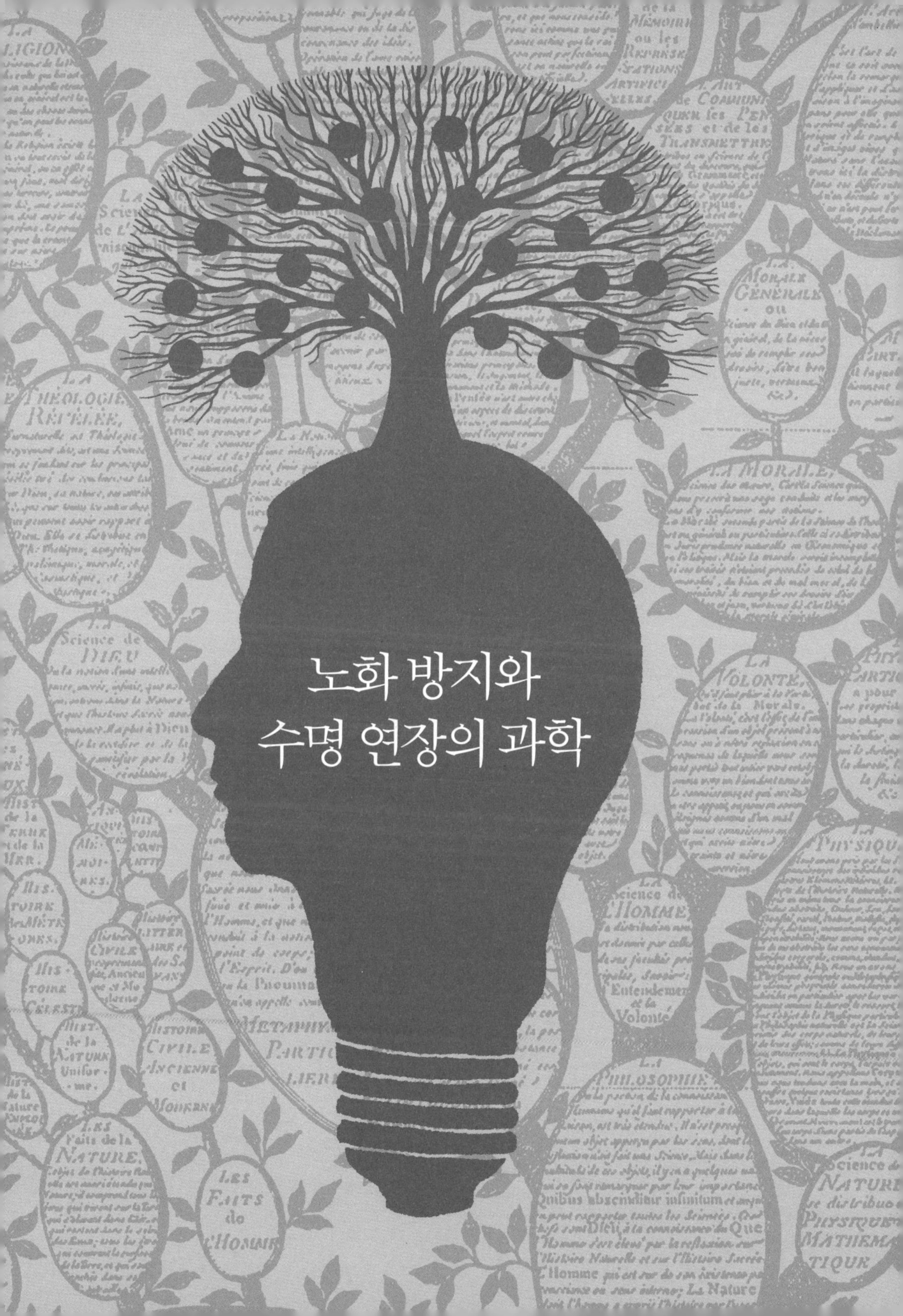

人間壽命
百歲時代

01

장수 유전자

앞에서 이야기하였듯이 '평균 수명'은 각종 통계 자료를 기반으로 해서 산출된 사람의 이론적인 수명인데 비하여 '한계 수명'은 사람이 얼마만큼 살 수 있는가라는 생물학적인 관찰에서 나온다. 기네스북에서 최장 기록으로 기록되어 있는 사람은 프랑스의 칼망 할머니로서 122세까지 생존하였다고 한다.

노화 연구에서 사용하는 모델동물에서 본다면 흰쥐의 한계 수명은 3년이고 초파리는 2주일 그리고 엘레간스 선충은 3주일이다. 일반적으로 동물 몸의 크기와 그 동물의 한계 수명에는 상관관계가 있다. 예를 들면 몸이 큰 코끼리는 한계 수명이 70년이고, 몸이 작은 흰쥐는 3년이다. 이와 같이 체중과 수명의 상관관계는 일반적으로 정설이 되어 있으나, 사람의 경우 이 정설에 맞지 않는다. 한계 수명은 다음 공식에 의하여 계산한다.

한계 수명 = 10.8 ×(뇌 중량g)0.636 ×(몸 중량g)0.256

흰쥐로부터 원숭이, 사람에 이르는 포유동물의 한계 수명은 표 4-1에 나타나 있다. 1990년대에는 엘레간스 선충을 사용한 노화 연구와 수명 유전자의 실험이 많이 이루어졌는데, 그 이유는 간단하다. 선충은 3주일밖에 살지 못하므로 3주일 내에 수명 연구 실험을 끝낼 수 있었기 때문이다. 이전에는 주로 흰쥐를 사용하였는데 흰쥐의 수명이 3년이 되기 때문에 시간과 노력이 너무 과대하게 소비

표 4-1. 포유동물의 한계 수명

동물	수명 (년)	
	실측치	이론치
흰쥐	3.5	3.2
개	20	21
소	30	27
낙타	30	33
말	46	38
코끼리	70	89
마모셋	15	12
바분 원숭이	36	33
일본 원숭이	29	27
오랑우탄	50	41
고릴라	40	42
침팬지	45	43
사람	95	92

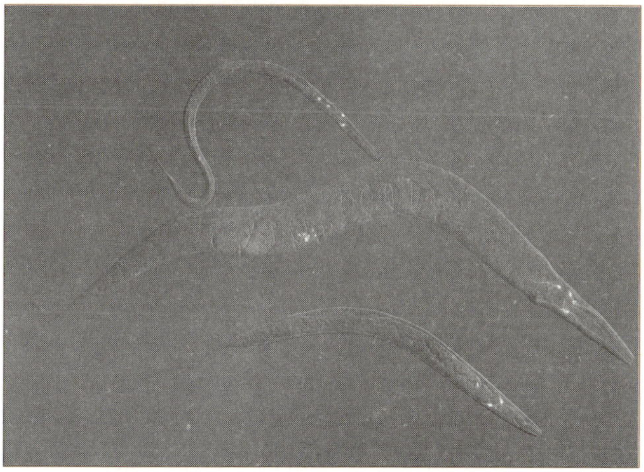

그림 4-1 엘레간스 선충

되어 모델동물을 선충으로 바꾼 것이다. 심장, 폐, 간, 신장을 갖지 않는 단순한 생물인 선충을 모델동물로 사용하여 지난 10년간 10종 이상의 수명 유전자를 발견하였고, 놀랍게도 이들 수명 유전자가 사람에게도 존재하는 것을 알아냈다.

노화와 장수 연구에 이용되는 모델동물인 엘레간스 선충에 대해 알아보자. 엘레간스 선충은 길이가 1밀리미터이고, 모두 1,000개의 세포로 이루어져 있다. 그리고 몸이 투명해서 현미경으로 세포의 움직임을 관찰할 수 있다. 선충의 먹이는 대장균으로, 선충을 기르려면 먼저 페트리 접시에 한천을 깔고 대장균을 기른다. 이후 선충을 한천 위에 올려놓으면 선충이 한천 속의 대장균을 먹으면서 성장을 계속한다. 선충은 한천 위를 우아하게 발레리나처럼 유선형으로 돌아다니기 때문에 '우아하다.'는 뜻의 'elegant'에서 이름을 따와 엘레간스 선충이라고 명명되었다.

엘레간스 선충은 수명이 21일인데, 환경 온도에 따라서 수명이 길어지거나 짧아지기도 한다. 즉 온도를 올리면 수명이 짧아지고 온도를 내리면 수명이 길어진다. 따라서 엘레간스 선충을 기를 때에는 항온장치를 사용하여 온도를 섭씨 20도로 고정해야 한다.

선충의 어린 유충 시기에 온도를 낮게 하고 영양분을 줄이면 내성 유충의 상태가 되어서 선충이 움직이지 않고 정지 상태에서 생명 활동이 최소한으로 줄어든다. 온도가 다시 올라가고 영양상태가 좋아지면 유충이 활발하게 운동을 한다. 선충은 3일이면 유충이 되고 10일이 지나면 노화 현상이 시작되어서 장관(창자) 주위에 검은 지방세포가 증가하여 검게 보인다. 이렇게 10일이 지나면 선충의 중년기가 되고 사람의 40대 후반처럼 내장에 지방이 침전하는 현상이 나타난다.

이제 선충을 이용한 노화 연구의 세 가지 중요한 발견에 대하여 알아보자.

1988년 캘리포니아 대학 어바인의 토마스 존슨Thomas Johnson 박사와 데이비드 프리드먼David Friedman 박사는 장수하는 엘레간스 선충을 선별하여 수명 증가를 가져오는 유전자를 찾는 연구를 진행하였다. 이들은 MK31, MK542, 그리고 MK546 세 가지 장수와 관련된 형질을 가진 선충을 찾아내고, 그 유전자를 에이지-1 age-1이라고 명명하였다. 그리고 이들 장수하는 선충은 생식 기능이 저하함을 알아냈는데, 생식에 유리한 형질을 가져오는 돌연변이는 반대로 수명을 단축시키는 대립 유전자의 발현을 가져오는 것이다.

1995년 캘리포니아 대학 샌프란시스코의 신시아 케논Cynthia Kenyon 박사는 일반 선충(와일드 타입 또는 야생주라고 한다.)에 비해 1.5배, 즉 40일을 살 수 있는

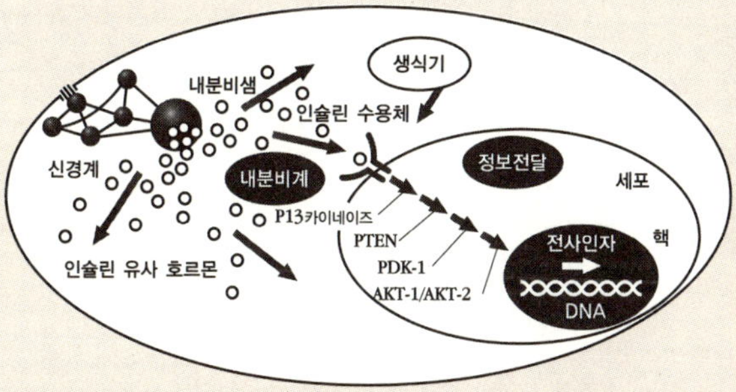

신경–내분비 시스템	
unc-31	칼슘에 의해서 조절되는 펩타이드
unc-64	신탁신–신경종말전달
호르몬 정보의 세포 내 전달	
daf-2	인슐린 수용체
age-1	PI3카이네이즈
daf-18	PTEN
pdk-1	PDK 1
akt-1/akt-2	AKT-1/AKT-2
daf-16	포크헤드전사인자
daf-12	스테로이드핵수용체

그림 4–2 선충의 수명 연장을 유도하는 유전자 가장 먼저 발견된 것이 인슐린 수용체를 발현하는 다프–2 유전자이다. 다프–2 단백질에 의한 신호 전달계를 보이고 있다

선충주를 발견하였다. 이 선충주는 다프–2daf-2, dauer formatin-2라고 불리며 엘레간스 선충에서 인슐린 유사 수용체를 인코딩하는 다프–2 유전자에 변이가 있으면 수명이 두 배로 연장된다는 것을 알게 되었다.

이후 또 하나의 장수 선충주가 발견되었는데, 클록–1이라고 불리는 이 유전자는 1997년 캐나다 맥길 대학교의 지크프리트 해키미Siegfried Hekimi 교수 연구팀에 의해서 발견되었다. 클록–1 clock-1 유전자는 유비퀴논ubiquinone 생합성에 필요한 효소를 인코딩하고 유전자 변이 선충주는 미토콘드리아에서 충분한 에너지를 만들어 내지 못하고 반기아 상태에 있어서 일반 선충보다 2배 긴 시간인 40일간 생존할 수 있다. 흰쥐의 클록–1 유전자를 선충에 도입하였더니 30일로 수명이 연장되었다.

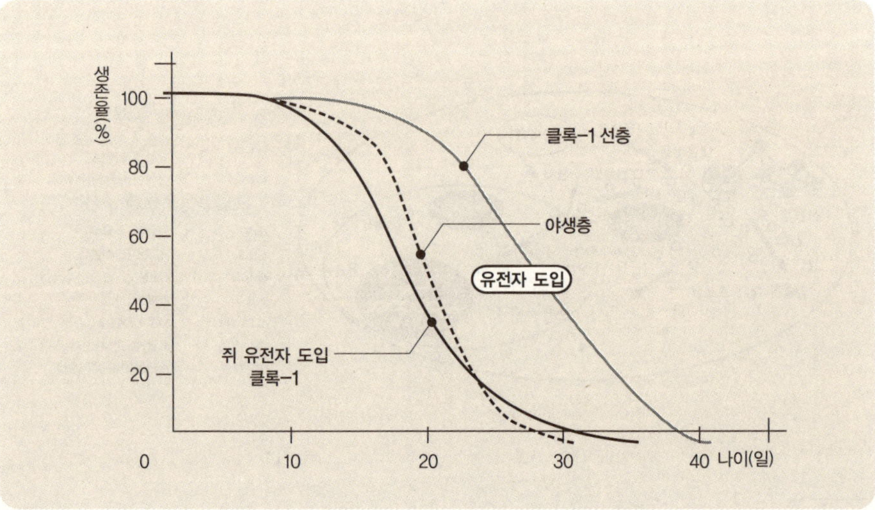

그림 4-3 클록-1 유전자와 선충의 수명 연장 간의 상관관계 흰쥐의 클록-1 유전자를 선충에 새롭게 도입하였더니 선충의 수명이 연장되었다.

최근에 다프-2 선충과 클록-1 선충의 교배 실험을 하였는데, 이들 이중 변이주 선충의 수명이 5배, 즉 100일 정도 연장되었다. 이와 같은 연구 결과를 토대로 하여 두 개의 수명 유전자가 협동하여 수명 연장을 크게 증가시키는 상승 효과가 어떻게 이루어지는 것인가에 대한 연구가 계속되고 있다.

이와 같이 선충이 두 가지 다른 메커니즘, 즉 인슐린-유사 수용체 변이와 미토콘드리아 제어 변이의 두 가지 다른 메커니즘을 이용하여 수명을 연장하고 있는 것을 보면 생물이 특정한 새로운 기능을 얻기 위해서는 여러 가지 전략이나 전술을 가지고 있어서 서로 다른 전략과 전술을 시험하고 있다는 것을 알 수 있다. 하나의 메커니즘이 적절하지 않으면 백업 시스템이 있어서 이를 보충하거나 충당하는 것이다. 수명을 조절하는 것은 어느 동물에서나 가장 중요한 기능이라고 할 수 있다.

동물들은 여러 개의 유전자에 의해서 여러 개의 시스템을 이용해서 수명을 조절하는데, 선충의 경우 수명을 연장하거나 단축하여 주위 환경에 적응을 계속함으로써 종의 진화와 존속을 가져온 것이라고 할 수 있다.

지난 10여 년간의 연구를 통해 선충의 수명을 연장하거나 단축시키는 유전자 변이주가 많이 발견되었고, 수명을 조절하는 유전자가 10개 이상 존재한다는 것을 알게 되었다. 이들 유전자들을 구분하면, 첫째는 세포 내 시그널 전달계 유전자 변이, 둘째는 미토콘드리아 전자 전달계 유전자의 변이, 셋째는 활성산소 생산 시스템 또는 그 분해계 유전자의 변이체라고 알려져 있다. 선충과 사람의 유전자 구조는 매우 가까워서 적어도 유전자의 74%가 상동 유전자이다. 이와 같이 유선충의 다프-2 유전자와 클록-1 유전자의 상동 유전자가 사람에서도 발견되어서 이들 장수 유전자 연구가 계속되고 있다.

선충은 19,000개의 유선사를 가지고 있기 때문에 특정 유전자에 변이를 가진 변이주가 19,000개 이상 있다고 추정되고 있다. 그러나 생존에 필수적인 유전자에 변이가 오면 선충이 살지 못하기 때문에 변이주 연구에 의해서 선충의 수명 유전자를 모두 해명하는 것은 현 단계에서 곤란하다. 앞으로 분자 유전학 연구 분야의 발달에 따라서 이 분야의 연구에도 진전이 있을 것으로 기대된다.

02
노화 시계 텔로머레이스 효소

20세기 생물학의 가장 획기적인 사건은 유전자 DNA 구조의 발견이다. DNA 구조의 발견은 분자 생물학이라는 새로운 학문 분야를 창조하고 생물학, 화학, 물리학 등 기존 학문 분야를 넘어서 서로 다른 영역의 학문을 하나로 묶어서 '생명 과학의 세기' 라고 불리는 21세기를 초래하였다. 그리고 DNA 구조를 밝힌 왓슨James Watson과 크릭Francis Crick, 그리고 윌킨스Maurice Wilkins는 생명 과학의 선구자라고 할 수 있다.

분자 생물학과 분자 유전학이 크게 성행하기 시작한 1980년대 이전에는 현상학과 생리학이 중심이 되어 노화의 기전을 설명하려고 하였다. 그 가운데서 가장 유력한 학설이 헤이플릭Leonid Hayflick 박사의 세포 수명학설이다. 이 학설은 우리 몸을 구성하는 세포는 분열하는 횟수에 한도가 있어서 세포가 수십 번 분열하여 증식하면 그 이상 분열을 하지 않게 되면서 그 세포들이 모여서 구성하는 조직이나 기관이 재생하지 못하고 수명이 그친다는 것이다.

헤이플릭 박사의 실험에 의하면 인간 태아의 폐의 섬유아세포는 50번 정도 분열한 뒤 분열이 정지되는데, 이러한 한계점을 '헤이플릭의 한계점'이라고 한다. 헤이플릭 박사는 이와 같이 나이 먹는 것과 세포 분열 횟수는 상반되는 관계에 있으며, 나이를 먹으면 몸을 구성하는 세포 수가 점차 감소하여 조직이나 장기의 유지가 어렵게 되는데, 이 현상을 노화라고 정의하였다.

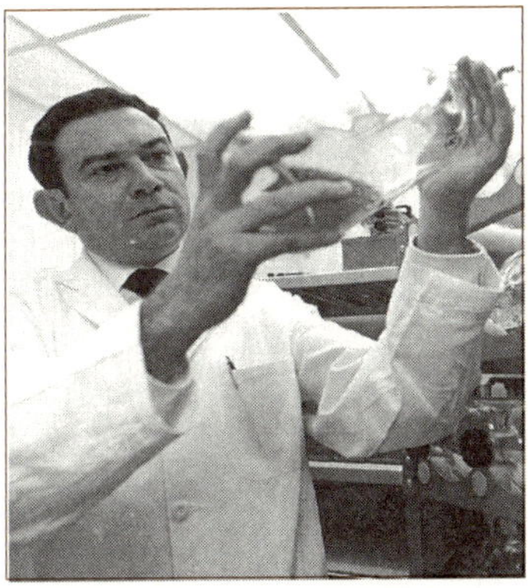

그림 4-4 헤이플릭 우리 몸을 구성하는 세포는 분열하는 회수에 한도가 있어서 세포가 수십 번 분열하여 증식하면 그 이상 분열하지 못하여 그 세포들이 모여서 구성하는 조직이나 기관이 재생하지 못하고 수명이 그친다는 세포 수명학설을 발표하였다.

그러나 헤이플릭 학설에는 한 가지 모순점이 있다. 즉 몸을 구성하는 모든 세포가 분열을 되풀이하지는 않는다는 사실이다. 예를 들면 뇌의 신경 세포나 심장의 심근세포는 대부분 출생 후에는 분열하지 않는다. 즉 한 번 태어나면 다시는 분열을 되풀이하지 않는 세포나 그 세포로 구성되는 뇌나 심장에서도 노화가 진행되고 있다. 이와 같이 헤이플릭의 세포 수명학설로는 뇌나 심장의 노화를 설명할 수 없으므로 일부 학계에서는 헤이플릭 학설을 반대하였다.

그러나 1980년에 들어와서 헤이플릭 학설을 지지하는 강력한 과학적 발견이 있었는데, 세포 분열이 있을 때마다 염색체의 텔로미어가 짧아진다는 것이다 사람의 염색체는 22쌍의 상염색체, 즉 44개의 상염색체와 X 염색체, Y 염색체

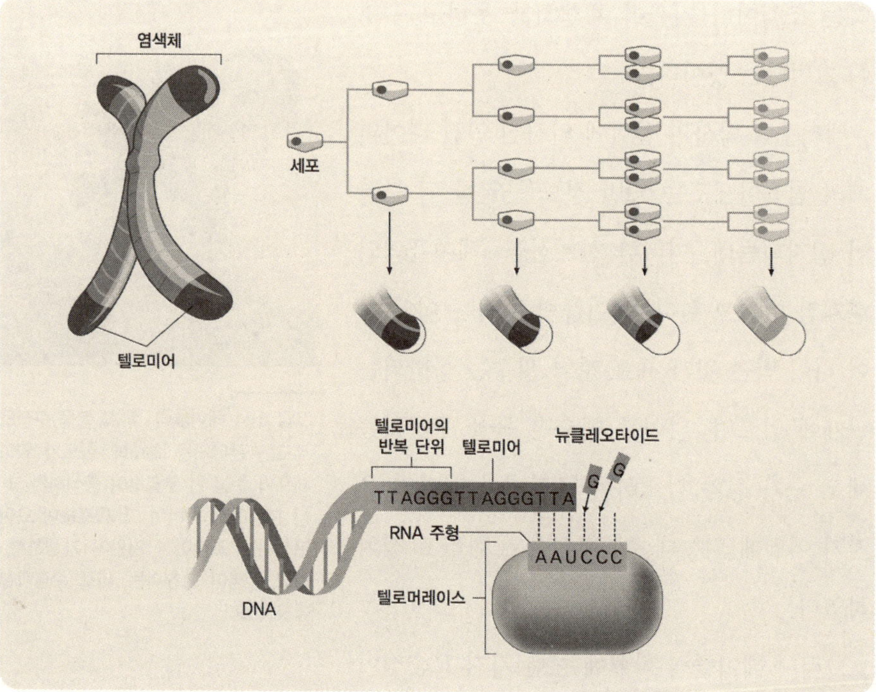

그림 4-5 텔로미어 세포가 분열할 때마다 텔로미어 단축이 일어나는데 텔로머레이스 효소는 텔로미어 크기를 원상 복구시키고 세포 노화를 조절하는 노화 시계이다.

(또는 44개의 상염색체와 2개의 X 염색체)의 46개의 염색체로 구성되어 있는데 이들 염색체의 말단이 어떠한 구조인지는 오랫동안 알려지지 않았다. 다만 염색체 말단이 노출된 상태로 세포핵 속에 존재한다면 DNA 분해 효소에 의해서 깨져 버리기 때문에 염색체 말단은 특수한 구조로 되어 있을 것이라고 추정은 하고 있었다. 이 특수 구조가 바로 텔로미어이다. 인간 염색체의 텔로미어는 6개의 염기쌍인 TTAGGG가 되풀이되어서 만들어진 구조이다.

TTAGGG의 T는 핵산기인 타이민Thymidine, A는 아데닌Adenine, G는 구아닌Guanine을 말한다. 텔로미어는 염색체 말단을 보존하는 역할을 하고 있어서 세포가 세포 분열을 계속하여 마지막에 텔로미어가 없어지면 염색체가 그 옆에 있는 염색체와 융합하여 염색체 이상이 일어난다. 이와 같이 텔로미어의 단축 현상으로 세포가 세포 분열을 계속하면 한계점에 도달한다는 것이 설명되면서 헤이플릭의 세포 수명학설은 확실한 증명을 받게 되었다.

염색체의 텔로미어가 없어져서 염색체 DNA가 염색체 말단에서 노출되면 세포 분열이 일어나지 않고 염색체에 포함된 유전자가 정상으로 기능하지 못하여 세포가 죽게 되는 것이다. 이와 같은 텔로미어의 기능이 해명되면서 세포 내에 시계가 존재하여 세포의 분열 횟수를 조절하고 있다는 것을 알게 되었다.

1990년대에 들어서 텔로미어의 구조에 대한 연구가 계속되어 텔로머레이스

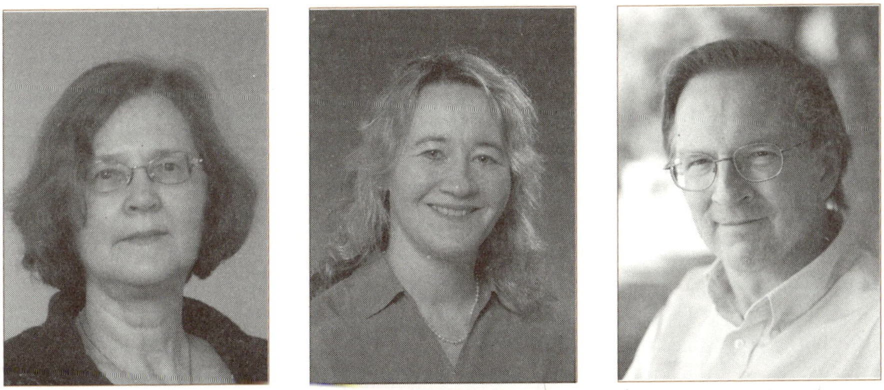

그림 4-6 브렉번, 그라이더, 쇼스탁 박사(왼쪽부터) 텔로미어와 텔로메레이즈 효소의 구조와 기능을 처음으로 해명한 공로로 브렉번, 그라이더, 쇼스탁 박사는 2009년에 노벨 의학상을 받았다.

라는 효소의 존재가 밝혀졌는데, 이 효소는 RNA 분자를 금형으로 해서 DNA를 합성할 수 있어 염색체의 DNA 말단에 분열할 때마다 계속하여 텔로미어 배열을 추가할 수 있다. 텔로미어 구조와 기능을 해명한 브렉번 Elizabeth H. Blackburn, 그라이더 Carol W. Greider, 쇼스탁 Jack W. Szostak은 텔로미어와 텔로머레이스 효소의 구조와 기능을 처음으로 해명한 공로로 2009년에 노벨 의학상을 받았다.

최근에는 텔로머레이스 효소와 암세포와의 관계가 연구의 초점이 되고 있다. 각종 암 조직의 텔로머레이스 효소 활성을 검색하였는데, 세포가 불사화하고 암세포로 변화할 때에 텔로머레이스 효소 활성이 크게 증가한다는 것이 알려진 바 있다.

암세포가 불사화하고 계속하여 분열하여 암 조직을 만드는 데에는 길고 긴 텔로미어를 취득하고 영원히 분열할 수 있는 능력이 있어야 한다. 따라서 암세포는 노화하여 죽어야 하는 운명을 기피하고 영원한 생명을 획득한 것이라고 할 수 있다.

미국의 다나파버 암 연구소에서는 텔로머레이스 효소 연구를 위하여 유전공학 기술로 텔로머레이스 효소 녁아웃-결손 마우스를 제작하였다. 유전자를 녁아웃하려면 염색체상의 특정 유전자 일부를 잘라내는 방법이 필요한데, 처음에는 녁아웃 마우스가 전혀 노화 증세를 보이지 않아서 크게 실망하고 낙심하였다고 한다. 그러나 녁아웃 마우스끼리 교배를 계속하여 6세대가 되자 불임증이 되어 7세대 마우스가 생산되지 않았다. 즉 난소와 정자의 생식세포의 텔로미어가 단축되어서 더 이상 분열하지 못한 결과 생식이 불가능해진 것이다.

다나파버 암 연구소 팀은 6세대 녁아웃 마우스를 자세하게 연구하고 다음과 같은 결론을 얻었다. 첫째, 세포가 분열할 때마다 텔로미어 길이가 짧아진다. 둘째, 텔로머레이스가 결손된 세포에서는 세포 분열 뒤에 짧아진 텔로미어가 원래 상태의 길이로 돌아가지 않는다. 셋째, 텔로머레이스 넉아웃 마우스에서는 세포 분열이 잘되는 장기, 즉 생식기관, 혈액계, 면역계, 피부, 머리카락에서 먼저 노화 증세가 나타난다.

이러한 연구 결과를 통해 세포 분열이 잘되는 기관에서는 텔로머레이스를 이용하여 유전자 치료가 가능할 것으로 생각된다. 그러나 암세포와 같이 텔로머레이스를 가지고 있어서 불로장수의 운명을 가진 세포가 무제한으로 증식하면 생명체 자신의 수명을 단축시키게 된다.

따라서 텔로머레이스에 의한 유전자 치료에서는 필요에 따라서 텔로머레이스 활성을 조절할 수 있는 제어 시스템이 반드시 있어야 한다. 이것은 앞으로의 연구 과제가 될 것이다.

03
클론 동물

1997년 스코틀랜드에서 클론양인 돌리Dolly가 탄생한 사건은 세계적으로 큰 이슈가 되었다. 그 이후 소, 돼지, 쥐 등의 동물에서 클로닝에 의해서 클론 동물의 생산이 가능해졌다. 그러나 돌리가 태어난 지 6년째인 2003년에 돌리가 관절염 등의 노화 현상을 나타내며 죽은 이후 클로닝에 대한 열의가 어느 정도 식은 듯하다. 그러나 그 동안에 이루어진 기술 혁신으로 클론 동물 생산에 대한 여러 가지 문제점이 해결될 것으로 보인다. 사람의 클로닝은 미국, 유럽을 비롯하여 각국에서 법적으로 금지되어 있으나 사적인 연구기관이나 병원에서 사람의 클로닝을 하고 있다는 뉴스가 들리고 있어 심각한 윤리적인 문제가 되고 있다.

지난 2003년 4월에 캐나다 몬트리올 근방에 위치한 사설기관에서 클로닝으로 태어난 신생아가 있다고 발표되었다. 그러나 신생아를 직접 보여 달라는 보도기

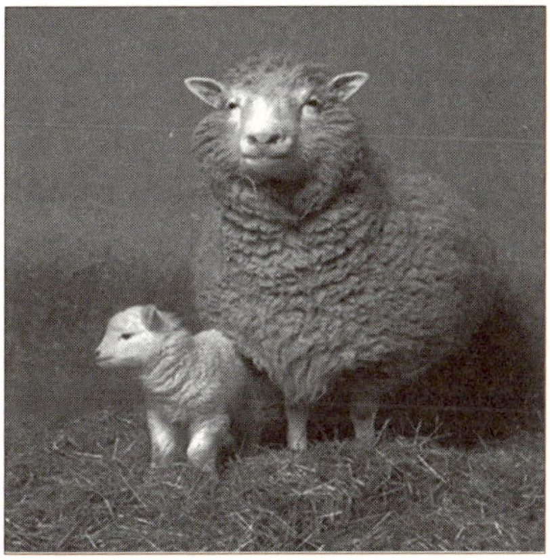

그림 4-7 돌리 세계에서 최초로 태어난 클론 동물 돌리의 모습이다(왼쪽).

관의 요청을 받아들이지 않고, 상세 내용 또한 알려지지 않았다.

2004년 1월 18일에는 미국의 의사 자보스Pamos Zabos가 런던에서 기자회견을 통해 클론된 배아를 35세 여자의 자궁에 이식하였다고 보고하였다. 이에 대해 각종 언론 매체들은 자보스가 매명 행위를 하기 위해 꾸며낸 이야기라고 보고 있다. 「뉴요커」는 이러한 웃지 못할 매명 행위를 풍자하여 클론 인간의 그림을 개재하였다.

클로닝 기술이 확실하게 자리 잡으면서 동물의 클로닝에 의해서 '영원한 수명'을 달성할 수 있다고 믿는 사람들이 생겨나게 되었다. 그러나 클로닝에 의해서 새로운 생명을 탄생시키는 데에는 여러 가지 문제점이 있다. 양이나 소와 같은 가축이나 개, 고양이 등의 클로닝에서 보면 성공률이 1~2%에 지나지 않는다. 또 이렇게 태어난 동물들은 여러 가지 장기에 이상이 생겨서 일찍 죽는다는 보고가 잇따르고 있다.

인간의 클로닝은 윤리적 관점에서 절대로 허용되어서는 안 된다. 미국, 영국 등 여러 나라에서도 법적으로 금지되어 있고, 우리나라에서도 2003년 12월 처음 제정되고, 2011년 개정된 생명윤리 및 안전에 관한 법률에 의해 인간의 클로닝을 금지하고 있다.

미국의 바이오텍 회사인 에이-시-티란 회사가 발표한 연구 결과는 대단히 놀라운 것이었다. 텔로미어가 크게 단축된 섬유아세포의 핵을 사용하여 클로닝한 소에서 텔로미어의 길이를 측정하였는데, 놀랍게도 텔로미어 길이가 정상보다 더 길었다고 한다. 이들 클론소는 원래 소의 노화 과정이 완전히 무효가 되고 새로운 수명을 얻은 것이라고 할 수 있다. 그러나 클론양인 돌리에서는 체세포 텔로미어가 단축되어서 수명이 짧았던 것이라고 한다.

이와 같이 동물의 클로닝에 의한 체세포 텔로미어의 길이에 대해서는 아직도 확실한 답은 없다. 클로닝 기술에 의해서 유전체 정보 가운데 DNA의 메틸화 methylation하는 부위, 그리고 텔로미어 등의 유전자 정보를 수식하는 부위에서 프로그램의 재조정이 이루어지고 있다고 생각된다.

최근에는 클론 동물이 여러 가지 기관 장애가 있어서 병에 걸리고 일찍 죽는다고 보고되면서 동물 클로닝에 대한 재평가가 이루어지고 있다. 동물의 클로닝의 성공에 의해서 '영원한 수명'이 가능하다고 생각되고 있으나, 이러한 기술 발전 뒤에는 심각한 문제가 숨어 있어서 '영원한 수명'과 '영원한 젊음'이 우리에게 주어지기에는 앞으로도 오랜 시간과 노력이 필요할 것이다.

04
수명을 조절하는 미토콘드리아

선충에서 발견된 클록-1 유전자는 발생 리듬, 운동 리듬, 수명 리듬을 조절하는 대단히 중요한 유전자로서, 사람에게서도 발견되었다. 그렇다면 클록-1 유전자는 어떤 메커니즘으로 생물체의 리듬을 조절하고 있는 것일까?

유전자의 구조는 A, G, T, C의 네 가지 핵산의 구조를 표시하는 문자로 표현되는데 클록-1 유전자는 900개의 문자로 표현되는 유전자 구조를 가지고 있다. 이러한 클록-1 유전자 구조와 효모 유전자 데이터베이스를 컴퓨터에서 비교해 본 결과 효모에서도 클록-1 유전자의 구조와 대단히 유사한 유전자가 발견되었다. 이 유전자는 효모 미토콘드리아에 존재하는 COQ7coenzymeQ7이라는 보효소 합성 유전자로, 미국 캘리포니아 대학 연구팀이 사람의 클록-1 유전자를 COQ7 결손 효모에 도입하였더니 정상 효모처럼 COQ7이 작동하였다고 한다. 또한 흰쥐 클록-1 유전자를 선충에 도입하였더니 수명이 연장되었다고 한다.

미토콘드리아에서 Q 보효소Coenzyme Q가 어떠한 역할을 하는지 알아보자. 미토콘드리아는 세포 소기관으로, 세포의 에너지 생산 공장이다. 동물이 근육을 움직이고 호흡을 하는 등의 모든 에너지의 근원은 아데노신-3-인산ATP인데 미토콘드리아가 포도당 등의 영양분을 연소시켜서 ATP를 생산한다. 미토콘드리아는 영양분을 연소시킬 때 산소를 사용하므로 산화 반응이 일어나고, 이 산화 반응으로 발생하는 에너지를 ATP 합성으로 변환시키는 역할을 한다. 이러한 역할을 하는 것이 미토콘드리아 내부에 존재하는 다섯 개의 거대 단백질 복합체 I, II, III, IV, V이다. 이들 단백질 복합체는 전자를 그 다음의 복합체로 차례로 전달하고, 그때마다 양전자를 미토콘드리아 막 밖으로 밀어내는 역할을 한다. 이와 같이 막 밖으로 밀어낸 양전자가 다시 미토콘드리아 안으로 들어오

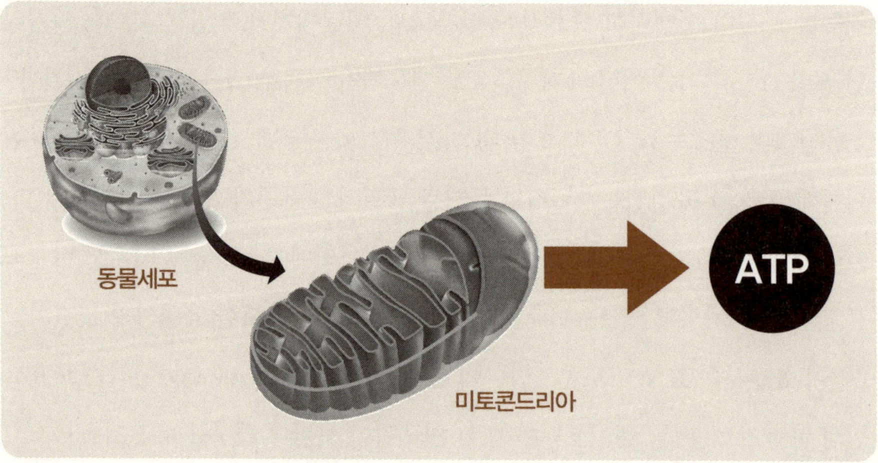

그림 4-8 세포 내 소기관인 미토콘드리아의 내부 구조 미토콘드리아는 세포의 에너지 생산 공장이다.

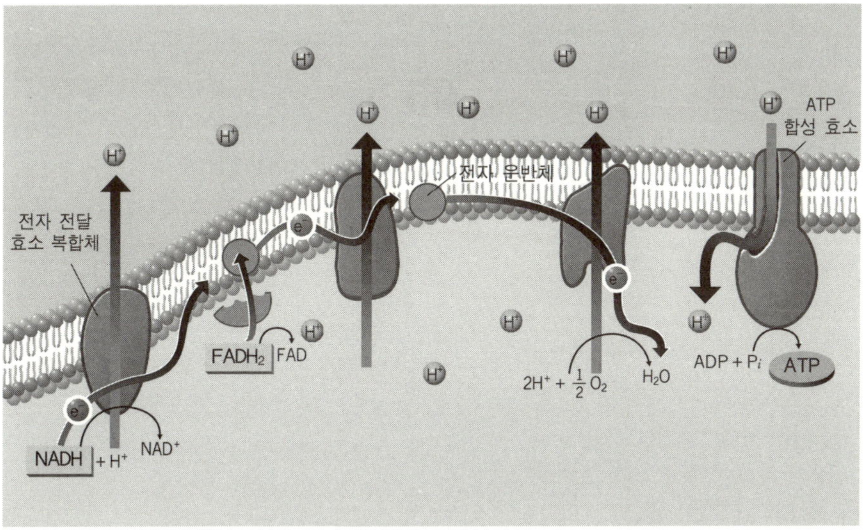

그림 4-9 미토콘드리아에서 ATP를 합성하는 과정 미토콘드리아에서 ATP를 생산하는 과정을 산화적 인산화라고 하는데 단백질 복합체 I에서 복합체 V까지 차례로 전자를 전달하는 분자가 Q 보효소이다.

면 ATP가 합성된다. 이러한 미토콘드리아에서 ATP를 합성하는 과정을 산화적 인산화라고 하며, 하나의 복합체에서 그 다음의 복합체로 전자를 전달하게 하는 분자가 Q 보효소이나.

따라서 Q 보효소 유전자가 결손되면 Q 보효소가 없어지고 ATP 생산이 불가능하게 된다. 즉 ATP 공급이 중단되면 생물은 죽게 된다. 이와 같이 클록-1 유전자는 모든 세포의 미토콘드리아에서 산화적 인산화 과정을 통하여 에너지의 근원인 ATP를 합성하는 중요한 Q 보효소 유전자라는 것을 알게 되었고, 따라서 미토콘드리아가 수명 연장을 지배하는 중요한 세포 내 구조라는 것을 알게 되었다.

05
식사 조절과 수명 연장

앞에서 장수 유전자에 대하여 살펴보았는데, 여기에서는 수명을 지배하는 선천적 유전자 조작이 아닌 후천적으로 수명을 연장할 수 있는 방법에 대해서 살펴보자.

후천적인 전략의 가장 중요한 것은 식사 제한, 즉 다이어트를 하는 것이다. 여기서 말하는 다이어트는 최근 TV의 홈쇼핑이나 여성월간지에 많이 나오는 다이어트, 즉 체중을 줄여 날씬한 몸매를 만드는 방법이나 식사를 의미하는 것이 아니다. 또 주요 일간지 광고에 나오는 한방을 곁들인 다이어트도 아니다. 여기서 이야기하는 다이어트는 칼로리 제한을 의미한다. 즉 당뇨병 환자들이 병원의 영양사의 지도를 받아 식사 제한을 하는 것과 같은 계통의 칼로리 제한으로써 개인이 하루에 섭취하는 총 칼로리를 제한하는 것이다.

우리들이 섭취하는 식사에 포함되는 영양분에는 쌀, 보리, 설탕 등의 탄수화

물, 소고기, 돼지고기, 생선, 두부 등에 포함되는 단백질, 그리고 고기 비계나 식용유의 지방질 그리고 비타민과 회금속 등이 있다. 따라서 칼로리 섭취량이란 이들 영양분이 모두 모여서 나오는 칼로리를 의미한다. 건강을 위해서는 우리들이 생활하는 데 필수적인 칼로리 총량만을 섭취하는 것이 가장 중요하다.

실험실에서 기르는 흰쥐를 두 그룹으로 나누어서 한 그룹은 마음껏 먹이를 취하게 하고(포식 그룹), 다른 한 그룹은 체중이 포식 그룹의 60%가 되도록 먹이의 양을 제한한다(식사 제한 그룹). 식사 제한 그룹의 쥐는 포식 그룹에 비하여 행동이 민첩하며 수명 연장 효과가 크게 나타난다. 연구 결과에 의하면 포식 그룹 흰쥐의 평균 수명은 23개월인데 비해 식사 제한 그룹 흰쥐의 평균 수명은 33개월로써 무려 1.5배의 수명 연장 효과가 나타났다. 이와 같이 칼로리 제한에 의

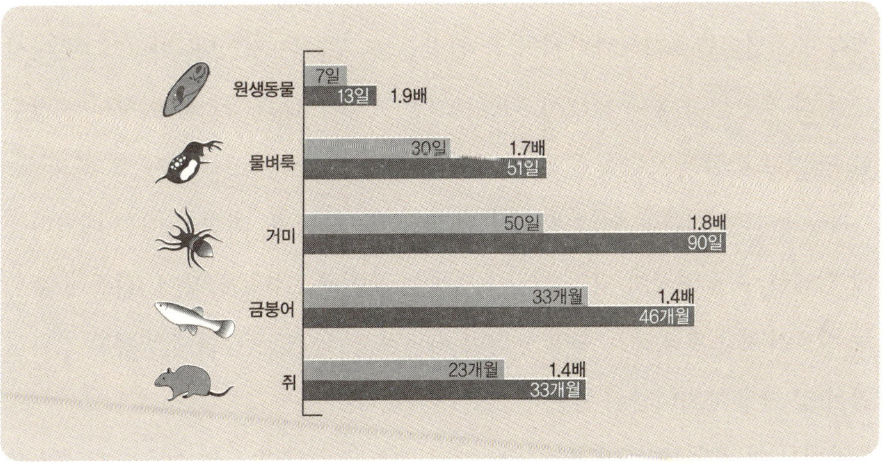

그림 4-10 원생동물을 비롯하여 포유동물인 쥐에 이르기까지 식사 제한-칼로리 제한에 의한 수명 연장

한 수명 연장 효과는 흰쥐에서뿐만 아니고 선충, 물벼룩, 거미, 금붕어에서도 나타나고 있다. 선충에서는 2배, 물벼룩에서는 1.7배, 거미에서는 1.8배, 금붕어에서는 1.4배의 수명 연장 효과가 있다고 보고되고 있다.

이와 같이 칼로리 제한에 의하여 생물계에서 모든 생물이 적절한 칼로리 제한, 식사 제한으로 수명을 1.5배 연장시킬 수 있다고 할 수 있다. 사람에서 어느 정도의 칼로리 제한을 어떠한 방법으로 수행하면 되는가에 대한 명백한 실험 결과나 임상 데이터가 없어서 단정할 수는 없지만, 이것은 앞으로의 연구 과제이다. 따라서 사람에서도 칼로리 제한이 효과적으로 이루어지면 수명 연장을 할 수 있을 것이다.

예를 들어 체중이 90킬로그램인 비대한 50대 중년 여성이 있다고 하자. 이 여성의 목표 체중은 90킬로그램의 60%인 54킬로그램이다. 이 여성이 과대 체중인 경우에는 75세 이전에 세상을 떠날 가능성이 큰데 비해, 이상 목표 체중을 계속 유지한다면 102세까지 수명을 연장할 수 있다는 것이다. 따라서 이 여성은 식사 제한과 운동에 의해서 30킬로그램 이상의 체중 감소를 이루어야 장수할 수 있고 건강한 노년을 즐길 수 있다.

이렇게 식사 제한에 의해서 수명 연장이 가능하다면, 과연 어떠한 메커니즘에 의해서 수명 연장이 되는 것일까? 선충, 물벼룩, 거미, 금붕어, 흰쥐에서 모두 칼로리 제한에 의해서 수명 연장이 되므로, 이들 모든 동물에 공통된 기본적인 수명 연장 메커니즘이 있는 것으로 생각된다.

앞에서 이야기하였듯이 흰쥐에서 식사 제한을 하였더니 체중이 크게 감소하고 수명 연장 효과가 있었다는 보고가 있다. 흰쥐에게 식사 제한을 수개월 시킨

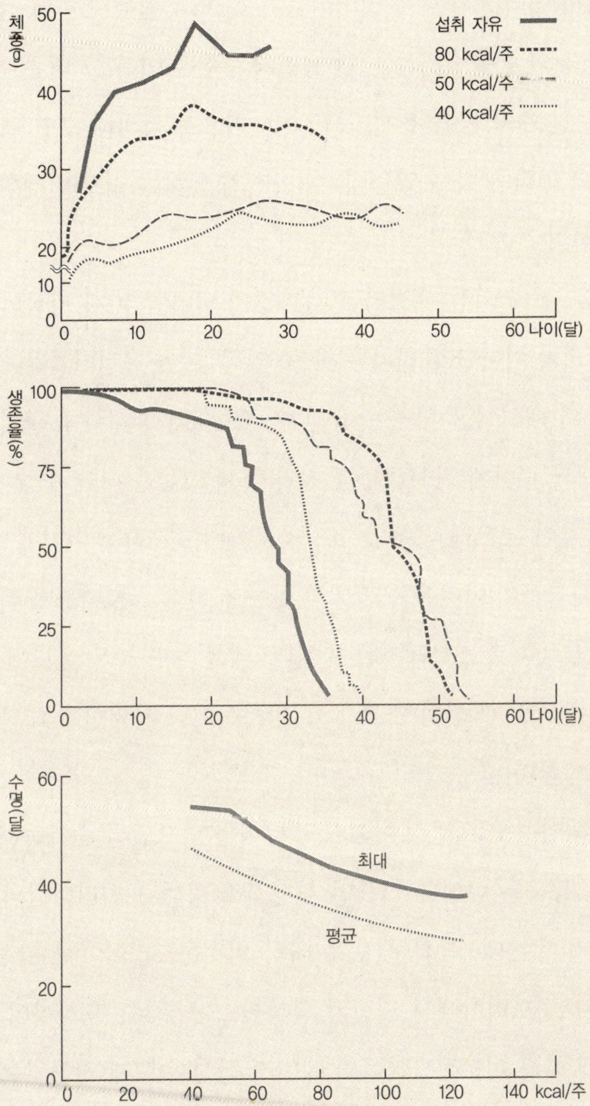

그림 4-11 흰쥐에서 칼로리 제한에 따른 체중 감소와 수명 연장 효과

뒤 그 근육에서 어떠한 변화가 일어나는가를 DNA 칩을 통하여 검색하였다. 식사 제한을 한 쥐의 근육에서는 어떤 유전자는 온on이 되고 다른 유전자는 오프off가 된다. 수천 개의 근육 유전자를 DNA 칩으로 검사해 보면 여러 가지 근육 관련 유전자의 변화를 볼 수있는데, 이 유전자 변화를 칼로리 제한 유전자 프로파일이라고 한다.

이렇게 DNA 칩에 의한 유전자 프로파일에 의하면 50개 이상의 활성화된 유전자 또는 억제가 일어난 유전자를 볼 수 있다. 이들 유전자들을 크게 분류하면 (1) 스트레스에 대하여 응답하는 유전자, (2) 에너지 대사에 관여하는 유전자, (3) 세포 재생과 수복에 관여하는 유전자의 세 그룹을 나눌 수 있다. 그 중에서 가장 중요한 것이 스트레스 응답 유전자로 알려져 있다. 여기에서 이야기하는 스트레스는 사람들이 어려운 상황에서 받는 심리적 스트레스가 아니고, 생물의 세포가 받는 생물학적 스트레스를 말한다. 예를 들면 높은 온도에 의한 열 스트레스, 활성산소에 의한 산화 스트레스, 방사선이나 자외선에 대한 물리적 스트레스 등을 총칭한다.

이와 같은 외인성 스트레스 이외에도 나이를 먹으면서 증가하는 내인성 스트레스도 있다. 동물은 나이를 먹으면 활성산소 등의 프리라디칼의 생산이 증가한다고 알려져 있는데, 특히 세포체 내의 미토콘드리아에서 활성산소 생산이 증가한다. 미토콘드리아에서 생산된 활성산소는 미토콘드리아의 DNA에 상처를 주고, 이에 따라 미토콘드리아의 에너지 산성이 크게 저하하는 악순환이 일어나게 된다.

칼로리 제한 흰쥐 그룹에서는 스트레스 응답 유전자 발현이 포식 그룹 흰쥐에 비해 크게 저하되어 있는데, 이것은 칼로리 제한에 의해서 세포 내 스트레스 생산이 저하된 것으로 해석된다. 또한 식사 제한을 계속하는 동물에서는 섭취하는 영양분, 즉 칼로리가 감소되어 있으므로 부족한 영양분을 최대한 효율적으로 사용하고 필요로 하는 에너지를 효과적으로 생산하도록 세포나 장기가 적응을 하고 있는 것이다.

일반적으로 대부분의 사람들은 규칙적인 식생활을 하고 있으며 칼로리의 들어오고 나가는 비율이 어느 정도 균형을 이루고 있다. 이렇게 균형이 이루어진 상태에서 급격한 운동을 하였다면 그 운동을 계속하기 위한 칼로리가 필요하게 된다. 이때 에너지를 태우기 쉬운 당분이나 지방에서 필요한 에너지를 보충하게 된다. 살찐 사람의 경우라면 피하지방이나 내장지방으로 충분히 보충할 수 있으나 식사 제한을 하는 사람이라면 지방분이 모자라서 특별히 근육의 단백질을 분해하여 에너지를 공급하는 대사 회로를 사용한다. 이러한 상황에서는 기아 스트레스, 즉 일시적으로 굶은 상태가 된다. 기아 스트레스가 존재하면 장수유전자 프로그램이 시작되고, 계속적으로 단백질을 새로이 합성하는 회로가 활성화된다.

이와 같이 식사 제한을 계속하는 경우에는 스트레스 관여 유전자, 에너지 생산 관여 유전자, 세포 수복 관여 유전자의 세 가지 유전자 그룹의 발현이 높아져서 수명 연장으로 이어진다. 다시 말해 식사 제한은 수명 연장에 관여하는 유선사 그룹 을 활성화 또는 억제함으로써 효율적인 수명 연장 결과를 가져온다.

06

활성산소와 항산화제

활성산소는 프리라디칼이라고도 하며 암이나 노화에서 가장 중요한 원인인자라고 할 수 있다. 원인은 여러 가지가 있겠지만 활성산소가 발생하면 세포막, 미토콘드리아 그리고 핵의 유전 물질인 DNA가 모두 산화적 손상을 입게 된다.

우리 신체 장기 중에서 뇌는 산소와 글루코스(포도당)를 대량으로 소비하는 장기이므로 활성산소가 발생하기 쉽다. 이에 더하여 뇌는 불포화 지방질이나 카테콜아민 등 활성산소에 의하여 산회되기 쉬운 물질이 많이 존재하기 때문에 활성산소에 의한 손상이 크게 일어난다. 비정상적인 활성산소 생산과 그에 대항하는 항산화기구의 힘 관계가 무너지는 경우를 산화적 스트레스라고 하는데, 노년에는 우리 신체를 구성하는 세포들이 산화적 스트레스를 받고, 그에 의한 세포 손상과 세포사가 축적하여 노화 현상이 일어난다.

모든 생물의 물질적 기초인 원자atom는 전자electron가 원자핵 주위를 회전하는 구조로 되어 있는데, 이 중 홀수의 전자를 가진 원자나 분자를 프리라디칼이라고 한다. 산소에 관련된 분자는 프리라디칼이 발생하기 쉽기 때문에 이것을 프리라디칼-활성산소종이라고 한다. 대표적인 프리라디칼-활성산소로는 수퍼옥사이드O_2^-와 수산화 라디칼HO^-이 있다. 호흡에 의해서 생체에 들어온 산소는 미토콘드리아의 전자 전달계에 의해서 계속하여 4전자 환원이 되어서 물H_2O이 된다. 이 과정에서 생산되는 수퍼옥사이드는 극히 양이 적고 정상인 경우에는 수퍼옥사이드 제거 효소인 수퍼옥사이드 디스무타아제superoxide dismutase, SOD에 의해서 즉시 제거된다. 수퍼옥사이드나 과산화수소H_2O_2의 산화력은 수산화 라디칼에 비해서 극히 약하다.

수퍼옥사이드는 생체 내에서 주위에 존재하는 철이나 구리 분자에 매개되어서 세포 손상력이 대단히 강력한 수산화 라디칼로 변화하는데, 수산화 라디칼은 DNA 체인, 아미노산의 -SH기, 그리고 세포막의 불포화지방산과 크게 반응

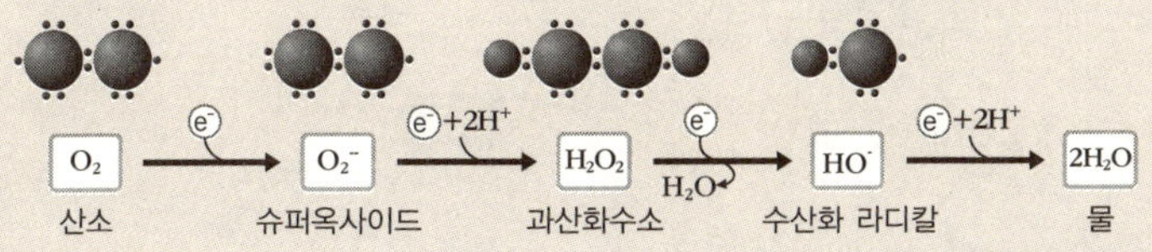

그림 4-12 산소로부터 프리라디칼(활성산소)이 생산되는 과정 이 가운데 가장 강력한 독성을 보이는 것이 수산화 라디칼이다 .

하여 이들을 파괴하고 세포 손상을 가져온다.

사람을 비롯하여 생존에 산소를 필수로 하는 생물은 활성산소를 제거하는 방어기구가 구비되어 있다. 활성산소를 제거하는 두 가지 기구 가운데 하나는 위에서 이야기한 수퍼옥사이드 디스무타아제, 즉 SOD로 대표되는 효소들이고, 다른 하나는 항산화제라고 불리는 화학물질이다. 효소에는 SOD, 카탈라아제catalase, 그리고 글루타티온 산화효소glutathione peroxidase가 있다. SOD는 수퍼옥사이드를 분해해서 과산화수소와 산소를 만들고 카탈라아제 효소는 과산화수소를 물과 산소로 분해한다. 글루타티온 산화효소는 과산화수소를 소멸시키며, 이때 글루타티온의 도움을 받는다. 이 가운데서 SOD가 가장 중요한데

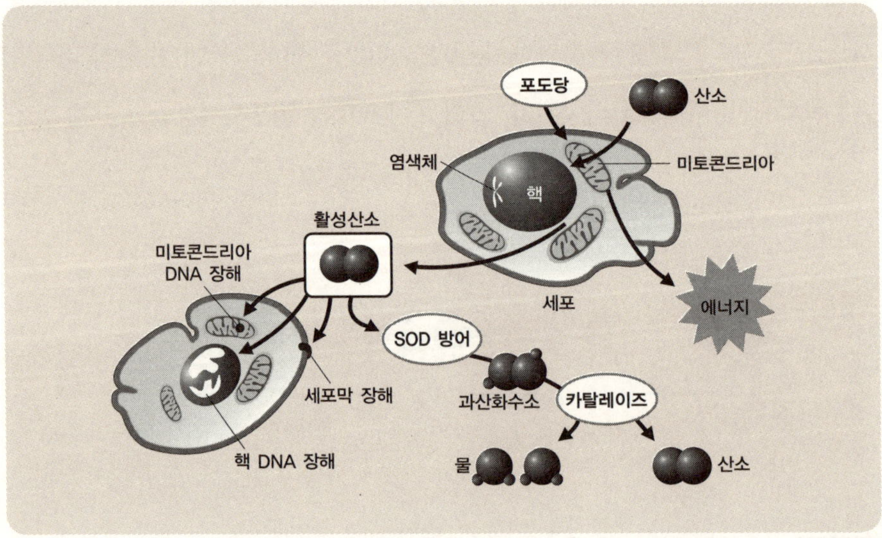

그림 4-13 프리라디칼의 생산과 그 독성에 대한 방어기전

그 이유는 SOD가 활성산소 제거 경로의 상류에 위치하기 때문이다. 흥미로운 것은 현재까지 치료법이 없어서 불치병으로 불리는 신경변성질환인 루게릭병-근위축성 측색경화증ALS의 유전성 가계에서 SOD 유전자의 점 돌연변이가 발견된 점이다. 이와 같이 활성산소 제거 효소는 질병 발생 과정에 큰 원인이 될 수 있으며 노화 과정을 지연시킨다고 알려져 있다. 실제 초파리에서 SOD와 카탈라아제 유전자를 도입하였더니 수명이 12~34% 증가하였다고 한다. 그리고 이때 SOD 또는 카탈라아제 유전자 하나만 도입한 그룹에서는 효과가 없었다고 한다.

이렇게 활성산소 제거 효소를 증가시키면 수명 연장, 나아가 노화 방지 효과를 얻을 수 있다. 그러나 사람의 몸을 구성하는 모든 세포에게 고르게 효소 유전자를 도입하는 유전자 치료는 불가능하다. 따라서 활성산소를 제거하는 항산화제 투여가 사람에서는 노화 방지와 수명 연장의 중요한 방어 무기가 된다.

우리가 잘 알고 있는 항산화제로는 비타민 E와 비타민 C가 있다. 비타민 E의 혈중 농도와 동물 수명 사이에는 비례 관계가 있다. 수명이 짧은 쥐에 비해 수명이 긴 사람이 비타민 E 농도가 비교적 높은 것을 알 수 있다. 비타민 E를 과량 투여하면 선충, 초파리 등의 생물에서 10~30%의 수명 연장 효과가 있다는 보고도 있다. 또한 실험적으로 비타민 E 결핍식을 투여한 쥐의 여러 장기에서 과산화 지방질의 양이 증가하고 세포막이 손상되었다고 보고되었다. 현재까지 사람을 비롯한 포유동물에서 비타민 E를 투여하여 수명을 연장하는 효과가 있었다는 보고는 없었으므로 앞으로 더 연구가 필요하다.

비타민 C도 역시 항산화 작용이 있다. 비타민 C를 흰쥐에 장기간 투여하였더니 평균 수명이 연장되었다는 보고가 있다. 비타민 C는 면역 능력을 증가시키고 침입한 바이러스를 죽이는 작용이 있기 때문에 흰쥐의 평균 수명을 연장시킨 것으로 생각된다. 한편 비타민 C 투여 흰쥐에서 최장 수명의 연장은 없었다고 한다. 비타민 C는 철이나 동과 같은 금속이온이 존재하면 산화 작용을 일으켜서 지질의 과산화를 일으킨다. 다행인 것은 이러한 금속이 단백질과 결합한 상태로 존재하여 비타민 C와 작용하지 않는다는 것이다. 따라서 비타민 E와 마찬가지로 수명 연장에 대한 비타민 효과에 대해서도 연구가 더 필요하다.

비타민 E나 비타민 C는 효율이 높은 항산화제로서 활성산소를 제거하는데 이들보다 더 좋은 항산화제는 자연계와 합성산화제 어디에서도 아직 발견되지 않았다. 이 밖에도 우리 몸속에서 항산화제로 작용하는 것에는 요산, 빌리루빈, 베타카로틴이 있다. 요산은 통풍을 일으키는 원인 물질로서 사람의 경우 오줌 가운데 하루에 0.5~0.8그램이 배설된다. 혈액에도 높은 농도로 존재하고 있어서 생체에서 활성효소 제거에 크게 기여하고 있는 것으로 생각된다. 흥미로운 것은 사람이나 영장류인 고릴라, 침팬지 이외의 포유동물은 요산을 대사하여 분해함으로써 요산을 축적하지 않는다.

또한 사람과 영장류는 비타민 C를 체내에서 합성하지 못하고 과일 같은 음식으로 섭취해야 한다. 이러한 동물 종류에 따른 차이가 왜 일어났는지는 알 수 없다. 1954년에 노벨 화학상, 1962년에 노벨 평화상을 수여한 위대한 화학자인 미국의 라이너스 폴링Linus Pauling은 20여 년 동안 비타민 C를 만병통치의 기적의 약이라고 해서 대량의 비타민 C 섭취를 권장하였다. 비타민 C의 수명 연장 효과는 앞으로도 흥미 있는 연구 과제가 될 것이다.

빌리루빈은 헤모글로빈(혈액 속에서 산소와 결합하여 산소를 운반하는 단백질)에 포함된 햄 성분이 분해되어서 생기는 물질로써 사람의 경우 하루 0.3그램 생산된다. 이렇게 생산된 빌리루빈은 혈액 중의 알부민 단백질과 결합하여 간으로 운반되고 단집색소가 되어서 배설된다. 빌리루빈의 항산화 작용은 비타민 C의 12분의 1 그리고 요산의 3배에 해당하는 활성이 있다고 한다. 미숙아 혈액에서는 비타민 E의 농도가 낮고 빌리루빈의 농도가 높은데, 이것은 빌리루빈이 항산화 작용을 갖고 있기 때문인 것으로 보인다.

이 밖에 비타민 A도 항산화 작용이 있는 것으로 알려져 있으며, 이것은 활성산소에 의한 세포막 손상을 방어하는 역할을 한다. 홍당무에 많이 포함된 베타카로틴은 동물 체내에서 비타민 A로 변환되며 항산화 작용이 있는데, 특히 암 예방에 효과가 있다고 알려져 있다.

1980년대 미국 NIH 암 연구소에서는 베타카로틴에 대한 대대적인 임상시험을 실시하였다. 즉 폐암 리스크가 높은 수만 명의 흡연 성인들을 대상으로 하여 매일 수년 간 베타카로틴을 투여하였다. 그 결과 피검자 가운데 베타카로틴 투여자에게서 유의하게 폐암 환자 수가 증가하였다. 이로써 암 예방을 위하여 베타카로틴을 투여하는 관행이 자취를 감추게 되었다. 그러나 베타카로틴이 항산화 작용을 가지고 있다는 것은 아직도 정설로 여겨지고 있으며, 일반적으로 노화 방지에도 효과가 있는 것으로 알려져 있다. 노화 방지나 수명 연장 효과를 가져오는 항산화제의 개발은 세계 유명제약회사, 연구소, 노인병 연구자에게는 매우 유망한 연구 과제로, 그 연구가 활발히 이루어지고 있다.

유럽이나 미국에서는 심장 질환, 특히 심장 관상동맥 경화증에 의한 사망률이 대단히 높은데, 이것은 동물성 지방의 섭취량이 큰 것이 원인으로 보인다. 프랑스는 예외로, 프랑스에서는 동물성 지방 섭취항이 높은데도 불구하고 심장병 사망자 수가 대단히 낮다. 그 이유는 아마도 와인 소비량이 높은 것과 관계가 있는 것으로 생각된다. 프랑스인은 1년에 평균 67리터의 와인을, 일본인은 1년에 0.9리터의 와인을 마신다(우리나라에는 통계가 없지만 일본보다 소량일 것으로 생각된다.). 와인, 특히 레드와인은 후라보노이드를 다량 함유하고 있는데, 폴리페놀이라고도 불리는 후라보노이드는 수퍼옥사이드나 하이드록시 라디칼 등의 활성산소와 결합하여 활성산소를 없애는 항산화 작용을 한다. 레드와인의 항산화성은 시간이 오래된 와인에서 더욱 강하고 와인이 붉을수록 더 높다고 한다. 폴리페놀 양은 포도에서도 붉은 포도껍질에 가장 많고 주스나 포도 과육에는 그 양이 적다. 2008년 6월 4일 「뉴욕타임스New York Times」에 레드와인과 관련하여 '레드와인이 노화 속도를 지연시킬 수 있다.' 란 기사가 실린 적이 있는데, 당시 미국과 유럽 각지에서 레드와인과 포도 주스가 모두 팔려 나가는 진풍경이 벌어졌다고 한다. 레드와인에는 후라보노이드 이외에도 노화 방지 성분인 레스베라트롤resveratrol이 들어 있어 노화 방지에 효과가 있다고 알려져 있다.

차, 홍차, 우롱차, 자스민차 등 여러 가지 차에도 후라보노이드에 속하는 카테킨을 비롯한 여러 가지 항산화 물질이 있어서 노화 방지에 유익하다고 한다. 차 속에 포함된 카테킨을 0.5~1% 정도 먹이에 넣어서 18개월간 쥐에게 주었더니 혈액 중의 과산화지질과 콜레스테롤 양이 30% 가량 감소하였다고 한다. 사람도 0.3리터의 녹차 또는 홍차를 마신 후 30분 후에 그 수치를 재면 혈액의 항산과 활성이 상승되었다고 한다. 차 잎에는 폴리페놀 이외에도 비타민 C, 비

표 4-2. 야채의 항산화 지수

야채	항산화 지수
마늘	23.2
시금치	17.0
알카벳츠	15.8
브로콜리	12.9
옥수수	7.2
양파	5.6
양배추	4.8
감자	4.6

타민 E, 베타카로틴 등이 포함되어 있어서 노화 방지에 효과가 있다.

최근에는 마늘의 항산화 작용에 대한 관심이 높은데, 마늘 속에는 유황을 포함한 화합물이 수십 종류가 있어서 이들이 항산화 작용을 한다고 한다. 또한 마늘은 가열 처리하면 항산화 작용이 증가한다. 우리나라 사람들은 매일 식생활에서 김치 없이는 식사를 못할 정도이므로 마늘이 대량 들어 있는 김치를 먹음으로써 항산화 식품을 충분히 섭취하고 있다고 할 수 있다.

이외에도 시금치, 브로콜리, 양파 등의 야채에도 항산화 물질이 충분히 포함되어 있어서 이러한 야채를 일상식사에서 적절하게 섭취함으로써 노화 방지에 힘써야 할 것이다.

07
호르몬 요법과 회춘 효과

요즈음 피부 미용, 불임 치료, 노화 방지를 목적으로 태반 주사를 받는다는 이야기가 있는데, 미국이나 유럽에서는 출산 시에 나오는 태반에서 추출물을 만들어 의료약으로 사용하는 경우는 없다. 유독 일본과 우리나라에서 이러한 사이비 의료가 성행하고 있는 것이다. 임상 효과가 실증되기 전에는 환자에게 투여하지 않는다는 것이 미국이나 유럽 여러 나라 식약청의 기본 방침이다. 우리나라 정부도 이에 적극적으로 대응해야 할 것이다.

임신한 어머니가 태아에게 탯줄을 통하여 영양분을 공급하는 조직인 태반을 어떠한 방법으로 처리하고 어떠한 성분을 주사약으로 만들었는지도 의문이다. 일본의 중소기업이 불확정한 방법으로 제조한 주사약을 투여 받는 사람들의 정신상태가 정상인지 의심스럽다. 이와 같은 생물제제를 노화 방지에 사용하는 경우는 인류의 역사가 시작된 후 계속되어 왔다. 예를 들면 최근 스위스 몽트로

Montreux에 있는 클리닉에서는 노화 방지를 위해 소의 뇌하수체 조직을 환자 근육하조직에 이식하여 성과가 있었다는 기사가 소개되었다. 이 기사는 과학저널이 아닌 일반 월간잡지에 소개되었는데, 이 뇌하수체 클리닉이 유명해지게 된 것은 1980년대에 바나드 박사 C. Barnard(1956년 세계에서 최초로 심장이식 수술을 한 외과의사)가 이 클리닉에서 일하였다는 사실 때문이다. 그러나 이후 뇌하수체 이식이 노화 방지에 효과가 있다는 이야기는 과학저널이나 일반잡지, 기사 어느 곳에서도 찾아볼 수 없다. 미국에서는 이러한 의료 행위를 돌팔이 의료 또는 사기 의료 행위라는 의미로 쾌커리 quackery라고 한다.

소인증은 뇌하수체에서 분비되는 성장 호르몬이 부족하여 키가 충분히 크지 않는 병으로 유전성인 경우와 뇌하수체에 종양이 있어서 발병하는 경우가 있다. 소인증 환자에게 성장 호르몬을 정기적으로 주사하면 키가 커질 수 있다.

1980년대에 미국 샌프란시스코의 제넨테크Genentech란 바이오텍 회사가 유전 공학으로 인간 성장 호르몬을 만들기 전까지는 죽은 사람에서 분리한 뇌하수체에서 성장 호르몬 제제를 만들어 냈다. 그런데 이러한 시체 유래 뇌하수체에는 두 가지 문제가 있었다. 하나는 시체에서 뇌하수체를 분리하는데 그 수가 부족하고, 그 수집에 막대한 시간과 노력이 든다는 것이다. 또 다른 문제는 시체 유래 성장 호르몬을 투여 받은 소인증 환자에게서 광우병과 유사한 크로이츠펠트-야콥병이 발병하는 경우가 여러 번 있었다. 이러한 이유로 시체 유래 성장 호르몬은 1980년대에 자취를 감추었다.

한편 미국식약청은 유전 공학 리콤비난트 성장 호르몬의 사용 적용을 소인증에만 한정하고 있다. 이에 제넨테크 회사는 1990년대에 들어서 소인증 이외의 환자층을 찾아서 시장을 개척하고자 노력하였다. 이러한 노력의 일환으로 키가 작은 어린아이들을 대상으로 성장 호르몬 임상시험을 수행하였다. 그 결과 성장 호르몬 투여로 키가 작은 아이들의 키가 커졌다는 실험 결과가 나왔다. 키가 큰 사람들이 키가 작은 사람들보다 사회적 지위가 높고 수입도 높다는 통계가 존재하는 미국 사회에서 키가 크다는 것은 사회적 성공의 제일보인 것이다. 이렇게 해서 미국에서는 1990년대에 키가 작은 아이들에게 성장 호르몬을 투여하는 임상 사례가 크게 증가하였다. 그러나 장기간의 신중한 연구 결과로서 성장 호르몬 투여군과 대조 플라시보군 사이에 장기적으로는 아무런 차이가 없었다는 보고가 나왔다. 우리나라에서는 최근에 일간신문 전면에 키를 크게 한다는 민간요법이나 보충 식품에 대한 광고가 소개된 경우가 많은데, 의학적으로 정확한지는 알 수 없다. 우리나라에서도 유전 공학-유래 성장 호르몬 투여를 어린아이부터 성인에게 적용하게 되었다.

한편 뇌하수체 종양 환자에게 종양 수술 후에 보충 요법으로 성장 호르몬을 투여하였더니 환자의 증세가 크게 호전되었다. 대개 뇌하수체 종양 환자들은 종양 수술 후 근육 능력이 저하하고 성욕이 감퇴하고 정신적으로 우울증이 오는 등 노화가 급격하게 진행한 것 같은 임상 증세를 나타낸다. 그런데 성장 호르몬을 투여한 경우 근육 능력이 증가하고 우울증이 없어지는 극적 효과를 나타냈다. 최근 연구에 의하면, 성장 호르몬을 투여한 환자에서는 대조군에 비하여 베타엔돌핀의 혈중 농도가 높아져 있었다고 한다. 베타엔돌핀은 사람 뇌에서 행복감을 갖게 하는 내인성 펩타이드(분자량이 작은 단백질)로써 조깅 뒤에 오는 런너즈하이나 운동 뒤에 오는 상쾌감 등이 베타엔돌핀 분비가 증가한 결과이다.

최근에는 노인들에게 성장 호르몬을 투여하여 회춘 요법으로 사용하려는 시도가 있다. 미국 버지니아 의과대학에서 노인들에게 성장 호르몬에 대한 임상 시험을 시행하였는데, 이들 투여군에서 피부와 근육이 젊어진 변화를 나타냈다. 피하 조직의 교원 섬유(콜라겐)가 증가함으로써 피부의 탄력이 회복되고 표피의 케라틴 층이 두꺼워져서 피부가 젊어지고 근육에 있는 지방 축적이 감소하고 근력이 증가하였다고 한다. 성장 호르몬은 근육 조직에서 지방 조직은 감소시키고 근육 축적을 증가시키는 작용이 있어서 미국이나 캐나다에서는 소나 돼지에게 소 성장 호르몬을 투여하고 있다고 한다. 우리나라에서도 바이오테크

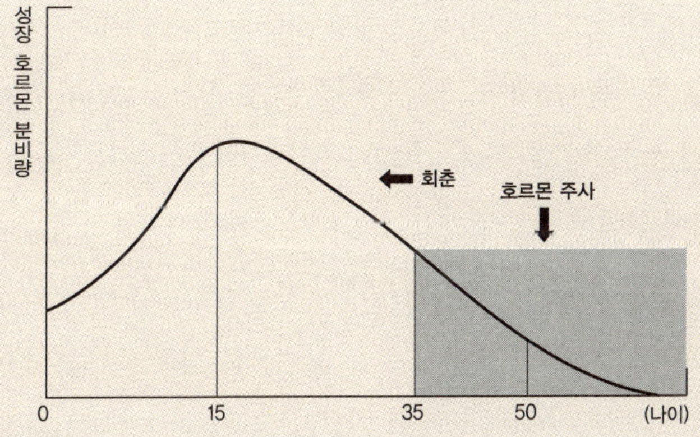

그림 4-14 나이에 따른 성장 호르몬 분비량 부유층이니 예능 관계자 등 일부층을 중심으로 성장 호르몬 투여에 의한 회춘 효과가 유행하고 있으나 장기적으로 그 부작용이 문제가 될 것이다. 최근 성장 호르몬에 의한 기억력 개선의 연구가 있다.

회사가 유전 공학-유래 소 성장 호르몬과 인간 성장 호르몬을 생산하여 낙농 농가와 소인증 환자에 투여하고 있다.

그렇다면 의학계에서 성장 호르몬을 노화 방지에 적용하지 않는 이유는 무엇일까? 그 이유는 첫째, 성장 호르몬의 장기적인 효과와 장기 투여에 의한 부작용에 대한 보고가 없다는 점이다. 둘째, 노화는 질병이 아니고 생리적 현상이므로 미국이나 우리나라의 식품의약품안전청은 성장 호르몬 투여를 허가하지 않고 있다. 성장 호르몬 보충 요법 시 우려되는 것은 단기적으로 인간 성장 호르몬 투여가 고혈압이나 당뇨병 환자의 병을 악화시킨다는 보고가 있어 장기적으로도 그 부작용이 크게 걱정된다는 것이다. 또한 암의 종류에 따라서 성장 호르몬 투여에 의해서 암 조직이 커졌다는 보고가 있다.

미국 신경학저널 2012년 8월호에 시애틀의 로라 베이커Laura Baker 박사 팀이 게재한 논문에 의하면, 137명(76명 정상인, 61명 경도 알츠하이머병 환자)에게 성장 호르몬-방출 호르몬 GHRH을 2주일간 투여하였더니 정상인과 환자 모두 언어 기억력이 개선되었다고 한다. 그러나 시각 기억력에서는 효과가 없었다. GHRH 투여에 의해서 성장 호르몬과 인슐린 유사인자 IGF-1의 분비가 촉진되어 이와 같은 효과를 가져온 것이다.

결론적으로 앞으로 노화 방지나 회춘 요법으로 성장 호르몬 투여가 대단히 유효한 요법으로서 일반화되는 것이 아닌가 생각된다. 그러나 성장 호르몬 투여에 따른 부작용에 대한 임상 연구가 더욱 필요한 사항이다.

최근 멜라토닌Melatonin과 디하이드로 에피안드로스테론DHEA의 두 가지 호르몬이 노화 방지약으로 화제가 되고 있다. 먼저 멜라토닌은 뇌의 송과체에서 분비되어 수면 리듬을 조절함으로써 혈중 농도가 밤에는 높고 낮에는 낮아지도록 한다. 쥐에 멜라토닌을 투여하는 실험을 한 결과 수명이 1.2배 증가한 것으로 나타났다. 멜라토닌은 어린 나이에 높고 50~60세에 점차적으로 감소하는데, 사람에게는 대량으로 투여해야 한다. 또한 멜라토닌은 항산화제 기능이 있어서 세포 보호 작용이 있으나 장기 투여하면 부작용이 있다는 경고가 있다.

두 번째 호르몬인 DHEA는 부신에서 생산되는 남성 호르몬 테스토스테론의 전구체이다. DHEA를 사용하면 성적 능력이 높아지고 기억력 향상, 체지방 감소와 피부가 고와지는 효과가 있다고 해서 미국에서 크게 유행하였다. 그러나 DHEA 효능에 대한 연구는 단편적이고 객관성이 없다는 것이 일반적인 의견이다. DHEA를 복용하면 체내에서 테스토스테론으로 변하기 때문에 생리 작용을 검사할 수 없다는 점에서 연구가 어렵다.

08 고환 엑스트락트와 회춘 효과

『구약성서』의 「열왕기」에는 이스라엘의 다윗 왕이 불로장수하기 위하여 젊은 처녀를 데리고 잤다는 기록이 있다.

"다윗 왕이 나이 많아 늙으니 이불을 덮어도 따뜻하지 아니한지라. 그 신복들이 왕께 고하되 '우리 주 왕을 위하여 젊은 처녀 하나를 구하여 저로 하여 왕을 모셔 봉양하고 왕의 품에 누워 우리 주 왕을 따뜻하게 하리이다.' 하고 이스라엘 사방 경내에서 아리따운 동녀를 구하다가 수넴 여자 아비삭을 얻어 왕에게 데려 왔으니 심히 아름다운 자라. 저가 왕을 봉양하고 수종하였으나 왕이 더불어 동침하지 아니 하였더라."

다윗 왕의 체온이 떨어져서 몸이 추웠다면 장작을 때어서 실온을 올리면 되는 것이므로, 성경에서 정말로 뜻하는 것은 젊은 처녀와 자리를 같이 함으로써 그가 호흡하는 공기 속에 포함되는 '젊음'의 에센스를 흡수하고 장수하겠다는

데 진실이 있다. 섹스를 하지 않았다고 하지만 다윗 왕이 젊은 처녀를 그대로 두지는 않았을 것이다. 미국의 『플레이보이』 지를 창간한 휴 헤프너Hugh Hefner는 시카고 교외에 자리 잡은 그의 호화주택에서 이른바 플레이걸이라는 젊은 미혼의 미녀 수십 명과 플레이보이 클럽 남자 멤버들을 초대하여 호화 파티를 연다고 하는데, 이것도 다윗 왕처럼 '젊음의 에센스'를 맛보기 위한 것이라고 할 수 있다.

이와 같이 노인이 젊은 남녀들과 자리를 같이하고 섹스를 함으로써 젊음을 되찾으려는 것을 제로코미Gerocomy라고 한다. 그 동기에는 두 가지가 있는데, 하나는 젊은 사람과 행동을 같이 함으로써 젊음을 함께 느끼고 정신적으로나 심리적으로 노화를 지연시키자는 것이고, 다른 하나는 젊은 이성과 섹스를 하면 성기를 통하여 '젊음의 에센스', '젊음의 정기'가 흘러 들어온다는 믿음이다. 섹스는 불안이나 긴장을 풀어내고 생활에 활력을 불어 넣으므로 일시적인 수명 연장에는 효과가 있으나 젊은 이성과의 섹스에 의하여 젊음이 돌아온다는 것은 전혀 근거 없는 미신이다. 과거 수천 년 동안 많은 사람들은 감정력, 즉 성정력이 '젊음'의 근원이라고 믿어 왔으며, 그 에센스가 남자의 고환 속에 있다고 믿어 왔다.

19세기 독일 괴팅겐 대학의 아놀드 벨트루트 박사는 고환 이식과 고환 엑스트락트 주사로 노화 방지 요법을 시작하였다. 벨트루트 박사는 거세된 수탉의 복강 안에 다른 수탉에서 분리한 고환을 이식한 뒤 이 거세된 수탉이 다시 암탉을 쫓아다니는 실험에 성공하자 고환 이식이 남성성을 되찾고 노화 방지에 효과가 있다고 믿은 것이다. 이후 그는 노인들에게 고환 엑스트락트 주사를 시행하였는데 노화 방지에는 효과가 없었으나 다른 의미로는 근대 호르몬 요법의 창시자가 되었다.

19세기 프랑스의 생리학자 샤를 브롱세칼Charles Brown-Sequard은 1889년 72세 되던 해에 파리생물학회에서 정액 속에 신경계를 비롯한 신체 각 기관에 활력을 주는 물질이 있다고 발표하였다. 샤를 브롱세칼 교수는 자신에게 개와 몰모트의 고환 엑스트락트를 10번에 걸쳐서 피하 주사한 결과 성 불능을 치유하고 평상시의 피로도 많이 없어졌다고 하였다. 그리고 자신의 오줌의 방사 거리를 측정하여 주사 후의 오줌 방사거리가 주사 전보다 적어도 20% 길어졌다고 하였다. 이후 샤를 브롱세칼의 고환 엑스트락트 주사는 유럽 각지에서 오랫동안 계속되었다. 1920년대에는 미국 캔서스에서 존 브린크리John Brinkley 목사가 의사 자격도 없이 클리닉을 열고 수백 명의 노인들에게 염소 고환을 이식하여 백만장자가 되었다고 한다. 한편 그는 돈을 번 뒤 캔서스 주지사 선거에 나갔다가 낙선하였다. 1930년대에는 미국에서 유명한 캘리포니아 샌퀸틴San Quentin 형무소 의사들이 사형수의 고환 조직을 다른 죄수들에게 이식하여 회춘 효과가 있는지 조사하였다고 한다.

결론적으로 현대과학의 관점에서는 고환 조직이나 엑스트락트를 주사하여 회춘 효과를 얻는다는 것은 말이 되지 않는다. 고환에서는 남성 호르몬을 만들어 즉시 혈류로 내보내므로 고환 자체에는 전혀 저장되지 않는다. 따라서 고환 조직이나 엑스트락트는 무의미한 단백질이라고 할 수 있다.

우리나라에서는 '해구신' 이라고 해서 해구-물개의 수놈 음경을 건조시켜서 정력제로 시판하고 있고, 심지어 미국 뉴욕이나 로스앤젤레스 한인 타운에서도 공공연하게 판매되고 있다. 해양 동물인 물개가 하렘처럼 많은 암놈을 거느리고 있기 때문에 정력이 왕성할 것이라는 잘못된 믿음 아래 해구신海狗腎을 강정제로 쓴 것이다. 고환이나 음경은 남성 호르몬 테스토스테론을 저장하지 않으므로 해구신은 아무 의미도 없다. 『동의보감』에는 해구신이 "피로의 누적이나 지나친 성관계로 인해 육체가 피로하고 허해져 정력이 감소하거나 기력이 쇠약해졌을 때 이용한다."라고 쓰여 있다고 한다. 허준許浚이 주로 편집한 『동의보감』은 조선의 의서 7종과 중국의 의서 189종, 그리고 민간에 내려오던 요법을 통합 · 정리한 것으로 투명 인간이 되는 법, 귀신을 보는 법 등 오늘날 상식에는 전혀 맞지 않는 내용도 있다. 허준이 살던 17세기 초의 평균 수명이 22세 가량(우리나라에는 이러한 숫자가 존재하지 않고 일본의 에도 시대 숫자에 의한 것이다.)이라고 한다면 평균 수명 76세인 현대 의료 수준에서 보면 원시 시대에 가까운 의료 수준이라고 할 수 있다.

우리나라에서는 정력 회복이나 불로장수에 효과가 있다는 생약과 생물제제가 수없이 많이 나와 있는데, 의학적으로 증명이 안 된 것이 많아서 적절한 치료가 이루어지지 않는 등 치료비와 에너지가 낭비되고 있는 실정이다. 또한 여러 홈쇼핑 채널에서 로열젤리, 영지버섯, 재배산삼, 녹용 등 약효가 전혀 실증되지 않은 생약, 생물제제 광고가 24시간 방송되고 있어 일부 소비자들에게 피해를 주기도 한다. 최근에는 해구유(물개 피부에서 뽑아낸 기름)을 강정제라고 파는 경우가 있는데, 동물 기름이 보약으로 쓰인다는 것은 의학적으로 전혀 근거가 없는 이야기이다. 따라서 일반대중에게 기본 의학 지식을 널리 알리고 바르게 교육시키는 것이 시급한 과제이다.

09
레드와인과 레스베라트롤

최근 레드와인이 강력하게 인간의 수명을 연장할 수 있다는 보고서가 나오면서 일부에서는 레드와인의 노화 방지 성분인 레스베라트롤을 캡슐 형태로 복용하는 사례가 있다고 한다. 그러나 안전과 효과에 대한 더 좋은 데이터가 있을 때까지는 기다려보아야 한다.

2008년 6월, 영국의 GSK 제약회사는 레스베라트롤과 같은 노화 방지 약물을 개발하기 위해 2004년 미국에서 설립한 서트리스Sirtris 회사를 7억 2천만 달러에 사들였다. 이것은 불로장수를 유도하는 약품에 대한 관심이 고조되고 있음을 보여 주는 단적인 사례이다.

이 분야의 연구는 20여 년 전 MIT의 레너드 가란트Leonard Guarente 교수가 생물의 저칼로리-기근 상태에 조직보전 스위치가 서투인sirtuins 단백질을 활성화하여 에너지 효율성을 조절한다고 보고하면서 시작되었다. 2003년에 가란트 교수 밑에서 연구 중이었던 데이빗 싱클레어David Sinclair 박사는 '서투인'이 레드와인의 성분 중 하나인 레스베라트롤과 몇 가지 천연화합물에 의해 활성화될 수 있다는 성과를 발표하였다. 이후 많은 연구 성과가 발표되었는데 그 가운데 프랑스의 존 어웩스John Auwerx 박사는 2007년에 레스베라트롤을 먹인 쥐가 러닝머신에서 보통 쥐보다 두 배 빠르게 달린다고 보고하였다. 그러나 사람에서 이 쥐처럼 기운이 충만하려면 레드와인을 하루 100병 이상 마셔야 한다. 그 뒤로 레스베라트롤보다 분자가 작고 안정적인 신약이 나오고 있다.

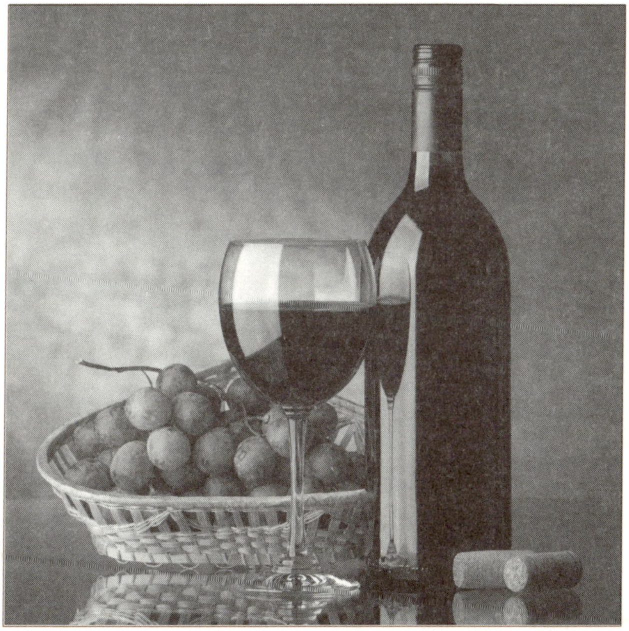

그림 4-15 레드와인 레드와인에는 노화 방지 성분인 레스베라트롤이 함유되어 있다.

레스베라트롤은 한방에서 변비약과 이뇨제로 사용하는 한약 호장근虎杖根 에 함유되어 있다. 한의약사전에 의하면 호장근은 '몰려 있는 피를 분산시키며 여성의 월경 불순을 치료하여 월경을 잘 통하게 하고 여성의 출산 후 몸 안에 남아 있는 나쁜 피를 잘 나가게 하며 고름을 밖으로 배출시킨다. 따라서 소변이 잘 나오지 않는 질병에 응용하면 소변을 잘 통하게 하며 인체 각 부위에 어혈로 인한 통증이 있는 증상에도 응용 가능하다. 이 뿐만 아니라 담이 폐에 저체되어 기침이 많이 나오는 증상을 치료하고 열로 장이 건조하여 생긴 변비 등에도 좋은 효능이 있다. 주로 어혈을 풀어주는 약으로 사용된다.' 라고 기록되어 있다. 그러나 우리나라 한의사들이 호장근을 노화 방지약으로 사용한다는 이야기는 듣지 못하였다.

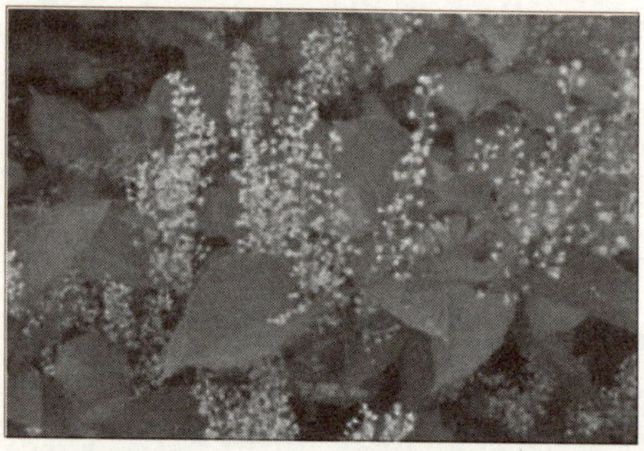

그림 4-16 호장근 한방에서 변비약과 이뇨제로 사용하는 한약 호장근에 노화 방지약으로 각광받고 있는 레스베라트롤이 함유되어 있다.

10
신경 영양인자와 신경 재생

신경 세포가 발생하고 분화하는 초기에는 필요한 신경 세포 수보다 약 열 배 정도 많은 신경 세포가 형성된다. 그리고 수개월 사이에 신경섬유가 자라서 표적세포에 도착하지 못하면 남아 있는 신경 세포들이 죽어 버린다. 따라서 연구자들은 신경 세포가 분화하고 생존하기 위해서는 표적 세포에서 합성되는 특이한 신경 영양인자가 존재할 것이라고 생각하였다.

1951년에 리타 레비-몬탈치니Rita Levi-Montalcini는 자신의 논문을 통해 처음으로 신경 세포를 자극해서 신경섬유를 선택적으로 성장하게 하는 분자가 있다고 보고하였다. 이후 1986년에 신경 성장인자를 발견한 공로로 노벨 의학상을 수상하였다. 몬탈치니는 1909년 이탈리아 토리노의 유대인 가정에서 태어났으며 토리노 대학교 의과대학을 졸업한 후 신경과 의사가 되었다. 이후 해부학자인 주세피 레비Giuseppi Levi 교수 밑에서 신경 발생학을 연구하였으며, 독재자 무솔리니가

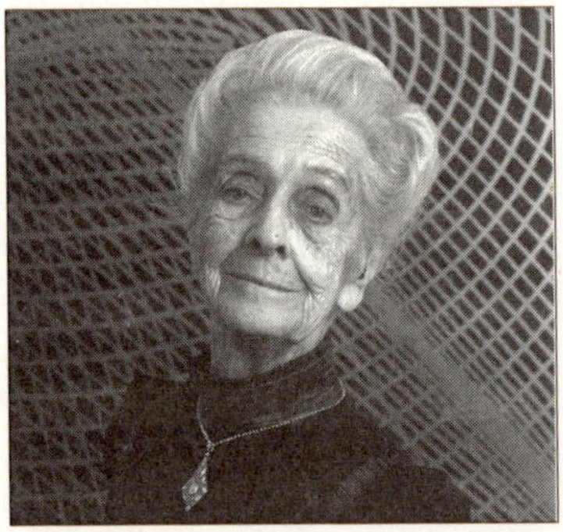

그림 4-17 레비 몬탈치니 신경 성장인자를 발견한 공로로 1986년에 노벨 의학상을 받았다.

정권을 잡고 유대인을 박해하자 집에 조그만 실험실을 만들어 계배 발생을 연구하는 실험을 하였다. 1943년 나치 독일군이 이탈리아를 점령하여 유대인들을 체포하여 수용소로 보내는 시기에는 2년 가까이 시골에 숨어 살았다.

몬탈치니는 제2차 세계 대전이 끝나자, 1946년에 세인트루이스에 있는 워싱턴 대학의 함버거Victor Hamberger 교수의 초청으로 미국에 건너가 신경 발생학 연구를 다시 시작하였다. 그녀는 쥐의 암인 육종sarcoma을 계배에 이식하여 대량의 계배 지각 신경 섬유가 암 조직 안으로 들어가는 것을 관찰하였다. 이후 직감적으로 '암 조직이 성장인자를 생산하여 이에 반응한 신경섬유가 암 조직 쪽으로 성장하는 것이다.' 라고 그 중요성을 인식하고 새로운 실험을 시작하였다.

실험은 신경 조직 배양법으로 진행하였는데, 브라질의 리오데자네이로에서 조직 배양을 하고 있던 마이어R. Meyer의 도움을 받아 쥐의 육종 조직과 계배 척수후근 신경절을 서로 옆에 두고 배양하였더니 무수한 신경 섬유가 성장하는 것을 관찰할 수 있었다. 육종 조직 속에 있는 활성 인자가 핵단백질이라고 생각한 몬탈치니는 핵산이 활성 인자인지를 검사하려고 종양 조직을 뱀독으로 처리하였는데, 이것은 뱀독 속에는 핵산을 가수분해하는 효소가 있기 때문이다. 놀랍게도 뱀독을 넣은 종양 엑스트락트는 더욱 강력한 성장 활성을 보였다. 즉 뱀독 자체가 1,000배가 넘는 강력한 성장인자 효력을 나타냈다.

이후 뱀독이 타액선에서 생산되는 것이므로 다른 동물의 타액선에도 이러한 성장 활성이 존재하는지를 검사하였다. 운명의 여신이 몬탈치니의 편을 들어서인지 수컷 쥐의 타액선을 제일 먼저 선택하게 되었는데, 이는 암컷 쥐나 다른 실험동물의 타액선에는 성장 활성이 전혀 존재하지 않았기 때문이다. 이로써 신경 성장인자가 순수 분리되고 화학 성분이 α, β, γ 세 단위체로 결합된 형태라는 것이 분명하게 밝혀졌으며, 성장 촉진 작용이 베타 부위에 있다는 것을 알게 되었다. 신경 성장인자의 베타 부위는 두 개의 고리로 되어 있고, 하나의 고리는 118개 아미노산이 펩타이드 결합을 하고 있으며 S-S 결합이 세 개인 분자량 13,000의 펩타이드라는 것이 밝혀졌다.

과거에는 신경 성장인자가 신경 세포의 분열도 촉진한다고 생각하였지만, 오

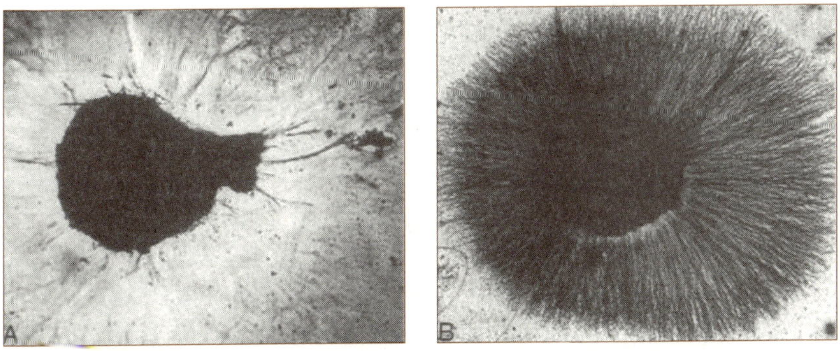

그림 4-18 1954년 레비 몬탈치니 교수 논문에 게재된 사진 계배 후근시경절 신경 세포가 대조군(왼쪽)에 비하여 신경 성장인자 투여군에서 신경섬유가 활발하게 성장함을 보이고 있다(오른쪽). 신경섬유가 후광처럼 퍼져 발육하고 있다.

늘날에는 신경 세포를 생존시키고 신경섬유의 성장을 촉진시키기는 하지만, 세포 분열과는 관계가 없는 것으로 알려져 있다. 신경 세포 표면에는 신경 성장인자 수용체가 있어서 신경 성장인자와 결합하고 신경성장 활성이 일어난다. 이러한 수용체는 지각 신경절, 교감 신경절과 뇌 조직 중에서도 콜린성 신경 세포가 다수 존재하는 마이넬트 전뇌 기저핵이나 해마에서도 볼 수 있는데, 알츠하이머병 환자의 뇌에서는 마이넬트 기저핵이나 해마의 신경 세포가 대량으로 퇴화하거나 사멸한다고 보고되어 있다.

콜린성 신경 세포는 신경전달물질인 아세틸콜린으로 서로 정보를 교환하는 신경 세포를 말한다. 현재까지 알려진 신경전달물질에는 아세틸콜린, 도파민, 노아드레날린, 세로토닌을 비롯하여 글루타민산, 그리신, 감마아미노 뷰티르산 등의 아미노산과 섭스탄스 P, 뉴로텐신, 뉴로펩타이드 Y, 엔도르핀, 소마토스타틴 등 30여 종이 있다. 이들 신경전달물질은 하나의 신경 세포에 정보를 전달할 때에 매개로 사용되는 중요한 화학물질이다.

알츠하이머병과 같은 신경병성 질환인 파킨슨병에 걸린 환자의 뇌에서 신경전달물질인 도파민의 양이 크게 줄어든 사실을 보고, 1970년대에 여러 연구팀은 알츠하이머병 환자의 뇌에서도 여러 가지 신경전달물질이 변화하였는지를 검색하였다. 이를 통해 신경 세포 수가 20% 정도까지 감소되어 있다는 사실이 밝혀졌으며, 마이넬트 기저핵 신경 세포의 생존에 신경 성장인자가 반드시 필요한 물질이라는 것이 알려졌다. 마이넬트 기저핵 신경 세포는 대뇌피질이나 해마에 콜린성 신경섬유를 보내고, 대뇌피질이나 해마는 거꾸로 기저핵으로 신경 성장인자를 수송하여 기저핵 신경 세포의 생존을 돕는다는 것이다. 수명이

2년 이상 된 늙은 쥐는 학습 능력이 저하되어 있는데, 이런 동물의 해마 영역에 미니펌프를 사용하여 지속적으로 신경 성장인자를 공급하면 다른 늙은 쥐에 비해서 학습 능력이 좋아지고 기저핵 신경 세포의 수도 많아진다.

알츠하이머병 모델 쥐는 기억 중추인 해마에 신경독을 주사하여 해마 신경 세포를 죽이면 기억력을 상실하여 모리스 수영 검사에서 낙제한다. 이러한 쥐의 뇌 속에 신경 성장인자 유전자를 탑재한 인간 신경줄기세포를 이식하였더니 수영 검사에서 정상 쥐의 90%까지 회복하였다. 몇 년 전에 미국의 제넨테크 회사에서는 유전 공학으로 사람의 신경 성장인자를 대량 생산하여 이를 알츠하이머병 환자에게 투여할 수 있도록 미국식약청에 신청하였지만 임상 테스트가 충분하지 않은 점과 각종 부작용이 일어났다는 이유로 거절 당하였다. 미니 펌프를 사용하여 소수의 알츠하이머병 환자에게 3개월간 신경 성장인자를 투여한 결과 기억력과 인식력이 회복되었다는 보고도 있다.

한편 파킨슨병 환자에게 사람의 태아 뇌에서 분리한 도파민성 신경 세포를 뇌에 이식하여 회복하였다는 임상 보고에 힘을 얻어 알츠하이머병 환자에게도 사람의 태아에서 분리한 콜린성 신경 세포를 뇌에 이식하려는 시도가 있다. 그러나 이것은 아직 동물 실험 단계를 넘어서지 못하고 있다. 알츠하이머병 환자의 피부에서 섬유아세포를 분리 배양한 다음 세포에 아세틸콜린 합성 효소와 신경 성장인자의 유전자를 이입시키고, 이러한 세포를 대량으로 배양하여 환자의 뇌에 이식하려는 연구 계획이다. 이것은 쥐 실험에서 신경 성장인자 유전자를 이입시킨 쥐의 섬유아세포를 뇌에 이식하였더니 학습 능력과 기저핵 콜린성 신경 세포의 수가 정상 쥐에 비해 증가한 결과에 힘입은 결과이다.

최근에는 신경 성장인자와 매우 유사한 신경 영양인자가 여러 종류 존재한다는 것이 알려졌는데, 이것을 뉴로트로핀neurotrophin이라고 한다. 여기에는 뇌유래 신경 영양인자BDNF, 뉴로트로핀-3NT-3, 뉴로트로핀-4/5, 뉴로프로핀-6 등이 있다. 이들 신경 영양인자는 신경 성장인자와 생물 활성이 달라서 표적 신경 세포의 종류도 다르다. 예를 들면 BDNF는 척수 운동신경 세포의 생존과 관계가 있으며, 근위축성 측색 경화증ALS에도 효과가 있다고 예상되어 현재 미국에서 임상시험이 이루어지고 있다. 뉴로트로핀 이외에도 신경 영양인자에는 모양체 신경 영양인자 CNTF, 글리아 유래 신경 영양인자 GDNF, 루케미아 억제인자 LIF, 인슐린 유사 성장인자 IGF-1 등이 있다. 이것들은 파킨슨병, 헌팅턴

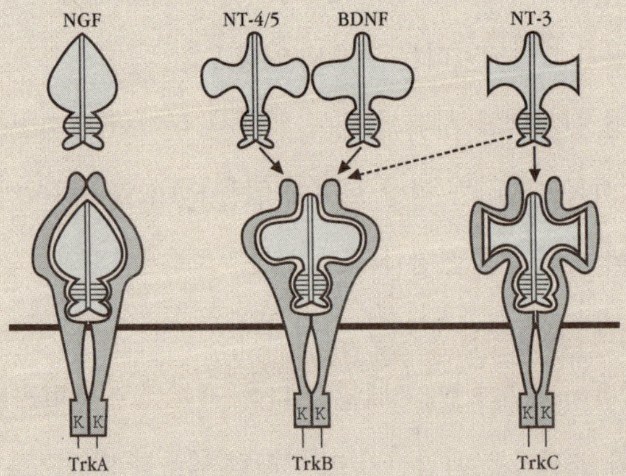

그림 4-19 뉴로트로핀 가족 뉴로트로핀 가족에는 신경 성장인자(NGF), 뇌유래 신경 영양인자(BDNF), 뉴로트로핀-3(NT-3), 뉴로트로핀 4/5(NT-4/5)가 있다. 이들 뉴로트로핀 단백질은 트렉 수용체와 고친화성 결합을 하고 생물 활성을 유도한다.

병, 운동신경 세포 질환, 말초 신경염 등에 효력을 보일 것으로 기대되고 있다.

1951년 레비-몬탈치니에 의해서 신경 성장인자가 발견된 이후 수많은 연구가 이루어지고 있으며, 최근에는 신경 세포의 발달과 생존에 필수적인 분자로서 각종 신경 영양인자의 존재가 확인되었다. 앞으로 신경 영양인자의 활발한 연구를 통하여 알츠하이머병과 파킨슨병을 비롯한 신경 변성 질환으로 고생하는 환자에게 회복 기회를 부여할 것으로 기대된다.

표 4-3. 신경 영양인자와 뇌 질환 간의 관계

신경 영양인자	뇌 질환
신경 성장인자(Nerve growth factor, NGF)	알츠하이머병, 말초 신경염, 척수 손상
뇌유래 신경 영양인자(Brain derived neurotophic factor, BNDF)	근위축성 측색경화증, 파킨슨병, 헌팅턴병, 뇌졸중
신경 영양인자-3(Neurotrophic-3, NT-3)	말초신경염
신경 영양인자-4/5(Neurotrophic-4/5, NT-4/5)	알츠하이머병, 근위축성 측색경화증, 파킨슨병
모양체 신경 영양인자(Ciliary neurotophic factor, CNTF)	근위축성 측색경화증
뇌종양 유래 신경 성장인자(Glioma cell derived neurotophic factor, GDNF)	파킨슨병, 척수 손상, 뇌졸중
인슐린-유사 성장인자(Insulin-like growth factor-1, IGF-1)	근위축성 측색경화증, 말초 신경염, 척수 손상
간세포 유래 성장인자(Hepatocyte growth factor, HGF)	척수 손상, 뇌졸중
뉴레굴린(Neuregulin, NRG)	척수 손상, 말초 신경염

11
광우병의 과학

최근 세계적으로 광우병ad cow disease의 발생이 큰 화제가 되고 있다. 우리나라에서도 광우병 감염의 가능성이 있다고 해서 한때 소고기 매출이 3분의 1 이하로 줄어들었던 적이 있다. 최근에는 소를 도살하기 전에 감염성 병원체 유무를 검사하고 내보내기 때문에 소고기 수요가 원래 상태로 회복되었다고 한다.

오래전부터 북부 유럽의 아이슬란드와 스코틀랜드에서는 스크래피scrapie라고 불리는 양이나 염소의 병이 잘 알려져 있었다. 양과 염소가 이 병에 걸리면 온몸의 가려움증으로 나무나 바위에 몸을 심하게 긁어대어 털이 빠지고 가죽에 상처가 난다고 해서 '무엇을 긁거나 깎아서 생긴 부스러기' 라는 뜻의 '스크래피' 라고 이름 붙여졌다. 이러한 동물은 운동 실조 증세와 마비 증세를 보이다가 결국 일어나지 못하는 운동 불능에 들어가 약 1개월 안에 죽게 된다.

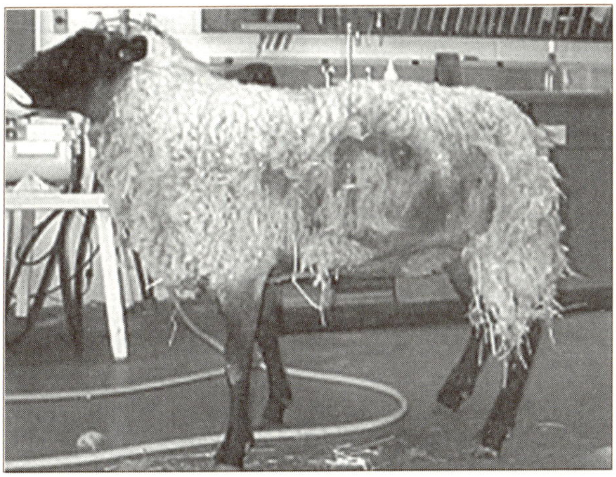

그림 4-20 스크래피에 걸린 양 양과 염소에서 발생하는 스크래피는 퇴행성 뇌 질환으로 프라이온 병원체에 의해서 발병한다. 소나 사람의 광우병은 스크래피에서 파생한 것이다. 병 이름인 스크래피는 병든 동물들이 바위, 나무 또는 울타리에 자신의 가죽-피부를 긁어서 상처를 낸다고 하여 붙여진 이름이다.

이 밖에도 동물에서는 밍크 전염성뇌증이라는 신경병이 있는데, 이 병은 겨울 모피용으로 사육되는 밍크에서 발생한다. 이 병 역시 운동실조가 주요 증세이다. 지금은 은퇴한 미네소타 대학 신경병리학 성수호 교수가 이 병의 병리에 대한 논문을 여러 편 발간한 바 있다. 이 병은 스크래피에 걸린 양고기를 밍크에게 먹였기 때문으로 해석되고 있다.

이와 똑같은 경로로 스크래피에 걸린 양의 고기나 골분을 소의 사료로 사용하여 소의 광우병이 나타난 것으로 보이는데, 영국에서는 1986년 이후 소의 광우병이 대량으로 발생하여 20만 마리 이상의 소가 도살되었다. 프랑스와 독일에서도 5만 마리 이상의 소가 도살되었다.

최근에는 광우병에 걸린 또는 광우병 병원체가 잠재하고 있는 소의 고기나 내장을 사람이 소비하여 사람에게서도 광우병이 발생하였다. 광우병의 학명은 우해면양뇌증bovine spongy encephalopathy, BSE이다. 2003년 7월에는 영국에서 83명, 프랑스에서 3명, 아일랜드에서 1명으로 유럽에서 총 87명의 광우병 환자 발생이 보고되었다. 영국 이외에서는 타이에서 2명, 캐나다에서 1명의 환자의 발병이 보고되었다. 캐나다에서 발생한 환자는 영국에서 이민 온 20대 여자가 영국 거주 당시 감염 소고기를 먹은 것으로 추측된다. 2003년 5월에 캐나다 서부 알버타 주에서 한 마리의 광우병 소가 확인되면서 그 지역 주산업인 목축이 크게 위축되었다. 2004년 11월이 되어서 겨우 수출 금지령이 풀린 바 있다.

스크래피에 걸린 동물의 뇌를 병리학적으로 검색하면, 일본뇌염과 같은 바이러스 뇌염에서 보는 뇌실질의 임파세포 침윤이 없으며 면역 반응이 없고 혈청에서 항체가 검출되지 않는다. 따라서 스크래피는 바이러스 뇌염이 아니라는 것을 알게 되었다. 뇌실질에서는 신경 세포의 사멸에 따라서 그 자리가 무수한 구멍이 나듯 공포가 남는다. 이와 같은 특징적인 병변으로 인하여 스폰지상 뇌증 또는 해면상뇌증spongy encephalopathy이라고 부른다. 사람에게도 이러한 해면상뇌증과 똑같은 뇌병변을 가진 신경질환이 두 가지 있는데, 크로이츠펠트-야콥병 또는 시-제이-디라고 불리는 신경병과 쿠루Kuru라는 파푸아뉴기니의 포아 족에게서만 볼 수 있던 신경병이 있다. CJD는 100만 명에 한 명꼴의 발병율을 보이며 30년의 장기간의 잠복기를 갖는다. 그러나 발병하면 그 진행 속도가 대단히 빨라서 운동장애, 의식장애가 빠르게 나타나고, 결국 치매에 이르러서 사망하게 된다.

미국이나 캐나다 그리고 유럽에서는 CJD 환자에서 채취된 각막 이식, 뇌파 측정 전극 그리고 뇌하수체 추출 성장 호르몬 투여에 의하여 발병된 케이스가 있다고 보고되어 있다. 앞에서 말한 파푸아뉴기니의 식인종이던 포아 족에서는 추장이나 노인이 죽으면 그 뇌를 임신한 여자나 어린아이에게 먹이게 하는 종교 의식이 있었는데, 이 때문에 쿠루병이 전염되었다고 한다. 이러한 의식, 습관을 그만둔 뒤로는 쿠루병이 없어졌다.

미국 국립보건원의 칼튼 가이듀섹Carlton Gadjusek 박사는 쿠루병의 병인을 해명한 공로로 1988년에 노벨 의학상을 받았다. 가이듀섹 박사는 쿠루병으로 죽은 환자의 뇌를 갈아서 그 소량을 침팬지 원숭이에게 접종하여 수년 뒤에 그 동물에서 운동 실조 증상과 해면상 뇌병변을 재현하고, 이를 지연성 바이러스병, 즉 슬로우 바이러스병slow virus disease이라고 명명하였다. 1980년대 중반까지 신경학계에서는 스크래피, 쿠루병 그리고 CJD가 슬로우 바이러스에 의한 것으로 믿어왔는데, 실제로 아무도 그 병원체를 분리하지 못하여 커다란 수수께끼로 남아 있었다 그런데 가이듀섹 박사가 그 병인을 해명한 것이다.

실제로 스크래피, 쿠루병 그리고 CJD로 죽은 동물이나 사람의 뇌 조직을 동물에게 주사하면 해면상 뇌증을 일으키는데, 해면상 뇌증을 일으키는 병원체는 열이나 자외선에 저항성이 높고 웬만한 미생물을 죽여 버리는 풀마린에 넣어도 감염 능력을 유지할 수 있다. 핵산DNA, RNA을 분해하는 효소에도 저항력이 있는데 페놀이나 아염소산나트륨과 같은 단백질을 변성시키는 화학물질에 의해서만 감염력을 없앨 수 있다. 이와 같이 해면성뇌증을 일으키는 병원체는 단백질 변성에 약하고 그 자체는 유전 정보를 가지고 있는 핵산이 없기 때문에 일반

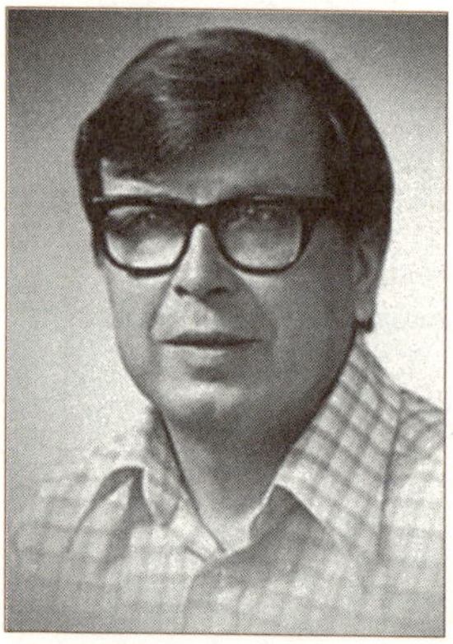

그림 4-21 칼톤 가이듀섹 파푸아 뉴기니의 식인종에게서 다발하는 퇴행성 뇌질환인 쿠루병을 연구한 업적으로 1988년 노벨 의학상을 받았다.

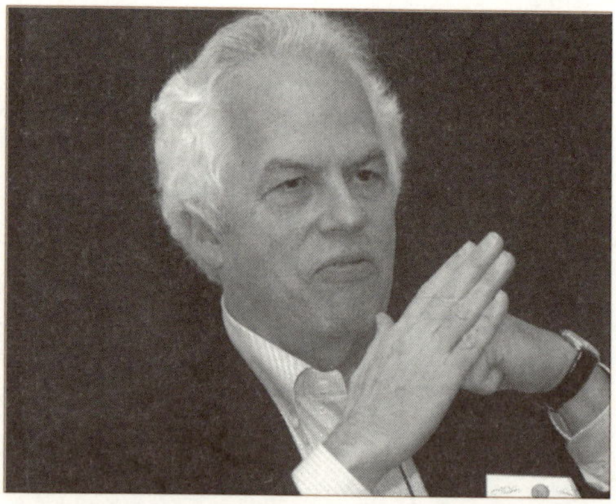

그림 4-22 스탠리 프르즈너 크로이츠펠트-야콥병과 광우병의 원인 병원체가 프라이온임을 밝힌 업적으로 1997년 노벨 의학상을 받았다

적인 바이러스와 달리 핵산을 포함하지 않는 단백질 병원체로 생각되고 있다.

1982년에 스탠리 프르즈너Stanley Pruisner 박사는 스크래피나 CJD의 병원체는 핵산을 갖지 않는 감염성 단백질 입자라는 프라이온 학설을 발표하였다. 프라이온은 감염성 단백질성 입자를 줄여 만든 학술 용어이다. 1980년대에 들어서 분자 생물학 기술의 향상으로 프라이온의 분자 구조가 밝혀졌다. 각종 생체 세포 속에는 세포성 프라이온이 정상으로 존재하는데, 이것이 병원성 프라이온에 의해서 수식되어 감염성을 갖게 되면서 스크래피나 CJD와 같은 신경변성 질환인 해면상 뇌증을 발병시킨다고 추측되고 있다. 프르즈너 박사는 프라이온병의 개념을 새롭게 제창하고 발전시킨 업적으로 1997년 노벨 의학상을 받았다.

한편 1986년에 프르즈너 박사가 밴쿠버에 있는 내 연구실에 전화를 걸어 공

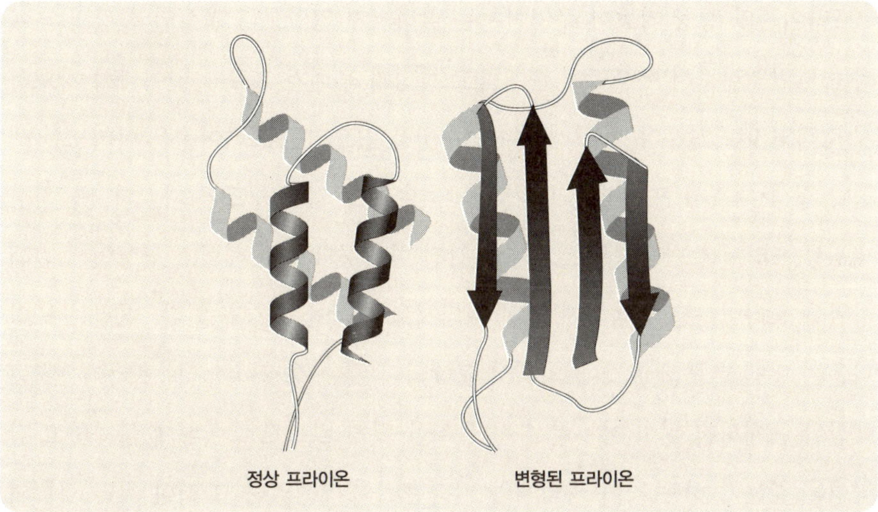

그림 4-23 정상 프라이온과 변형된 프라이온 정상 프라이온이 변형하여 광우병이나 크로이츠펠트-야콥병을 일으킨다.

동연구를 하자고 제의한 적이 있는데, 당시 내가 사람 신경 세포 조직 배양을 하고 있었기 때문에 이들 신경 세포 배양에 프라이온을 넣어보자고 제안한 것이었다. 하지만 프르스너 박사와 내 연구실의 거리가 너무 멀어서 실현되지는 못하였다.

사람의 프라이온 병에는 쿠루, 크로이츠펠트-야콥병 외에도 게르스트만 슈트라우슬러 샤인커병Gerstmann Straussler Scheinker disease, 치사성 가족성 불면증의 희귀병이 있다. 프라이온은 분자량이 3만 5천인 감염성 단백질 입자로, 프라이온 유전자에 의해 지배를 받고 있다. 사람의 정상 세포에서도 정상 다입의 프라이온으로서 존재하고 있다.

프라이온의 정상 기능이 무엇인지는 밝혀지지 않았으나 정상인 사람의 뇌에서는 당단백질로서 세포막에 존재하고 합성과 분해가 고르게 일어나서 과도하게 축적되지는 않는다. 스크래피나 광우병을 일으키는 프라이온은 아미노산 배열이 정상 세포성 프라이온과 다르지 않지만 그 입체 구조가 다르다. 즉 정상 세포성 프라이온 단백질은 코일처럼 감긴 나선형의 알파 헤릭스 형상인데 반해 병원성 프라이온은 넙적하게 퍼진 베타시트 형상을 가지고 있다. 병원성 프라이온은 단백질 분해 효소에 의해서 분해되지 않는 성질이 있다. 프라이온에는 핵산이 존재하지 않고 아무런 유전 물질을 갖지 않으므로 어떻게 복제하고 감염성을 갖는가 하는 것이 과학계의 커다란 수수께끼였다. 그러나 최근 과학의 성과로 그 의문이 하나씩 풀려나가고 있다.

유전 공학에서 쥐 수정란에 결손 프라이온 유전자를 이입한 뒤 이 수정란을 대리모 쥐에 이식하여 그 새끼를 낳게 하면 세포성 프라이온이 결손된 쥐가 나온다. 이것이 프라이온 넉아웃 마우스이다. 이렇게 정상 세포성 프라이온을 갖고 있지 않는 넉아웃 마우스에 스크래피 프라이온을 주사하면 스크래피에 걸리지 않는다고 알려져 있다. 이에 반해 정상 세포성 프라이온을 가지고 있는 보통의 쥐에 스크래피 프라이온을 주사하면 모두 스크래피에 걸려서 죽는다.

이러한 프라이온 넉아웃 마우스 실험을 통해 알 수 있는 것은 스크래피나 광우병이 발병하는 데에는 병원성 프라이온의 복제가 필수적이며, 이러한 병원성 프라이온의 복제에는 정상 세포성 프라이온이 반드시 존재해야 한다는 것이다. 외부에서 병원성 프라이온이 뇌 속에 침입하면 단백질-단백질 상호작용이 일어나서 정상 세포성 프라이온이 하나씩 구조 변화를 일으켜 병원성 프라이온으로 바뀌고 스크래피나 광우병이 일어난다고 믿어지고 있다. 이렇게 병원성 프라이온은 단백질 분해 효소에 의해서도 분해되거나 파괴되지 않으므로 뇌 속에서 계속하여 복제되고 신경 세포 안에 축적된다. 프라이온의 축적은 신경 세포의 변성과 세포사로 이어지고 신경 세포가 대량으로 죽으면 그 자리에 공포가 생겨서 현미경에서 관찰하면 뇌가 스펀지, 즉 해면처럼 무수한 구멍을 갖게 된다. 여기에서 해면상 뇌증의 이름이 유래한 것이다.

최근 프라이온병 연구 결과에 의하면 사람의 프라이온병에는 감염성, 유전성, 그리고 산발성의 세 가지 타입이 있는데, 파푸아뉴기니 원주민의 쿠루는 감염성으로 생각된다. 최근 문제가 되고 있는 사람의 광우병도 감염성 프라이온을 포함하는 쇠고기를 먹고 발병하므로 감염성이다.

크로이츠펠트-야콥병은 앞에서 이야기한 것과 같이 각막 이식, 뇌파 측정 전극 삽입, 뇌하수체 유래 성장 호르몬 투여에 의한 의료 행위에 의해서 인위적으로 발병하는 경우가 보고되어 있으나 이것은 대단히 드문 경우이고 90% 이상은 산발성으로 일어난다고 믿어지고 있다. 사람의 프라이온병 환자의 10%가 유전성으로 일어나는데, 게르스트만 슈트라우슬러 샤인기병이나 치사성 가족성 불면증이 그 예이다. 이들 유전성 프라이온병의 환자에서는 프라이온 유전자 속에서 특이한 유전자 변이가 존재하여 이것이 특정 가족 안에서 유전적으로 전달된다.

광우병은 1986년 영국에서 처음으로 보고되었는데, 이것은 스크래피에 걸린 양의 고기나 뼛가루를 소의 사료와 섞어서 먹였기 때문이며 양의 스크래피 프라이온이 소에 전달되어 발병된 것으로 믿어진다. 광우병에 걸린 소나 그 소로 만든 가공 식품을 먹은 사람은 5년에서 10년의 잠복 기간을 지나면 이른바 광우병, 즉 해면상 뇌증에 걸리게 된다. 영국에서는 1989년에 양고기, 뼛가루의 사용이 금지되면서 소에서의 광우병 발생이 감소하였으나 20만 마리 이상의 소가 도살되었다고 보고되고 있다. 2001년 3월까지 독일에서 20만 마리, 스위스에서 5만 마리의 소가 처분될 것이라는 신문보도가 있었다. 북한에서는 독일과 스위스 정부에 처분되는 소의 고기를 보내달라고 하였다는 보고가 있는데, 참으로 염려스럽고 한심스러운 처사가 아닐 수 없다. 광우병에 걸린 소는 소리나 외부자극에 민감하며 공격적이 되고 이어서 운동 실조 증세가 나타나서 스스로 일어나지 못하고 죽게 된다. 이렇게 공격적인 소의 행동에서 미친 소, 즉 광우병 이름이 유래된 것이다.

의학 관련 문헌을 찾아보면 이스라엘에서 아프리카계 세파리디 유대인(이스라엘에는 유럽계인 아슈케나지 유대인과 아프리카계인 세파리디 유대인 두 계통이 있다.)에서 크로이츠펠트-야콥병 환자가 유럽계에 비해 30배의 발생률을 보인다고 보고되고 있다. 이들 아프리카계 유대인들은 양의 눈을 즐겨 먹기 때문에 스크래피에 감염된 양의 눈에서 병원체가 전달된 것이 아닌가 추측하고 있다. 그러나 스크래피가 존재하는 아이슬란드나 영국 그리고 스크래피가 없는 일본에서의 CJD 발병률에는 전혀 차이가 없으며, 스크래피에 감염된 양과 항상 접촉하는 사람에서 CJD 발병률이 높지 않다는 통계 자료에서 본다면 이들 아프리카계 유대인의 집안에서 가족성인 프라이온 유전자 변이가 원인이 아닌가 생각된다.

프라이온 단백질의 아미노산 분석에 의하면 양과 소의 프라이온 단백질은 대단히 가까워서 전체 253개 아미노산 가운데서 7개가 다르다. 이에 비하여 소와 사람의 프라이온을 비교하면 30개 이상이 다르기 때문에 소의 감염성 프라이온이 사람에서 감염되기는 어려울 것으로 추측되고 있다. 그러나 실제로 소에서 사람으로 프라이온병이 전달되고 있는 현실에서 본다면 소에서 사람으로 생물종의 벽을 넘어서 질병성 프라이온이 침입해 온 것이라고 믿어진다.

앞에서도 말한 것과 같이, 광우병을 일으키는 병원체는 프라이온이라는 단백질 입자인데 유전 정보를 갖고 있는 핵산이 없이도 이와 같이 치료가 불가능한 무서운 프라이온병을 일으킬 수 있다. 프라이온병을 일으키는 병원성 프라이온은 정상 세포에 존재하는 정상 세포성 프라이온의 구조 변화를 일으켜서 질병 타입으로 바꾸고 계속하여 프라이온을 만들어 내는 교묘하고 살인적인 능력을 가지고 있다. 어떻게 하면 이러한 병원성 프라이온의 복제 변환을 중간에서 봉쇄하고 프라이온병의 유행을 막을 것인가는 프라이온에 대한 신속하고 깊이 있는 기초 연구와 기초 정보의 광범위한 배포에 달려 있다고 할 것이다.

앞에서 보듯이 사람에서의 광우병, CJD, 쿠루병에서의 주요 임상 증상이 치매 증상이기 때문에 노인성 치매에서도 프라이온이 그 원인 병원체가 아닌가 하는 의문이 있었다. 그러나 다행스럽게도 알츠하이머병이나 뇌혈관성 치매에서는 프라이온이나 다른 감염성이나 전염성인 병원체가 발견되지 않았다.

12
줄기세포와 재생의학

21세기 생명과학의 발달과 함께 생명과학의 최첨단의 장래를 좌우하는 두 가지 분야가 있는데, 바로 생명공학biotechnology과 유전체학genomics이 그것이다. 생명공학은 생물체의 기능을 이용하거나 생물체 조직, 세포의 유전적 구조를 변형시켜 제품을 만들어 내는 모든 기술을 의미하며 의약, 농업, 환경, 에너지 등 각종 산업 분야에 활용될 수 있는 다양성을 가지고 있다.

1990년에 시작된 생명공학 분야는 연평균 30% 이상의 고성장을 보이고 있으며, 세계 시장 규모도 2000년에 550억 달러, 2003년에 750억 달러, 2010년에 2,000억 달러, 2015년에는 5,000억 달러가 될 것으로 예측되고 있다. 우리나라 정부도 2000년부터 정보 산업IT 분야와 함께 생명공학BT을 우리나라 산업의 장래를 짊어질 유망 산업으로 규정하고, 그 지원책을 강구하고 있다. 그러나 BT 분야는 IT 분야에 비해 갈 길이 멀다는 것이 우리의 현실이다.

사람은 일생 동안 외상이나 질병으로 조직의 일부가 손실되거나 상처를 입을 수 있는데, 해당 신체 조직이 재생하여 회복할 수 있는 가능성은 조직에 따라 다르다. 피부나 뼈는 비교적 재생이 가능하지만, 심장, 신장, 근육, 뇌 조직은 재생이 불가능하다. 이와 같이 자연적으로 재생하지 못하는 조직이나 장기를 재생시키고 그 기능을 회복시키려는 것이 재생의학regenerative medicine이다. 노년에는 심장, 신장, 간, 관절, 안구를 비롯하여 모든 장기와 조직이 쇠퇴하므로, 만일 이를 대체할 수 있다면 노인성 질환 치유의 길이 열리는 것이 된다. 재생의학은 바로 이러한 명제를 해결해 주는 첫걸음이 될 것이다.

재생의학의 어프로치에는 세 가지가 있는데, 첫째가 생체 외부에서 조직을 재생시키는 방법으로써 피부나 연골 재생에 사용되고 있다. 이것은 환자 자신의 조직 세포를 분리한 뒤 인큐베이터 안에서 인공적으로 증식시켜 환자 병리 부위에 이식하는 것이다. 둘째는 생체가 가지고 있는 자기 수복 능력을 최대한으로 발휘하도록 조직 성장인자를 밖에서 공급하거나 성장인자의 유전자를 해당 조직에 도입하여 조직 재생을 최대한으로 유도하는 것이다. 셋째는 자기 자신 또는 같은 종속의 줄기세포를 이용하는 방법이다. 백혈병 치료에서는 골수유래 줄기세포bone marrow mesenchymal stem cells 이식을 하는데, 이러한 줄기세포 이식은 임상의학에서 널리 사용되고 있다.

그동안 줄기세포 연구 분야에서는 배아줄기세포ES cell, 성인유래줄기세포Adult stem cell 위주로 연구가 이루어졌는데, 2008년 이후부터 유도만능줄기세포iPS cell가 크게 주목을 받고 있다. 줄기세포 기술은 각종 조직 재생과 장기 이식 그리고 질병 완치 및 치료 방법 등 재생의학 발전에 큰 역할을 할 것으로 기대

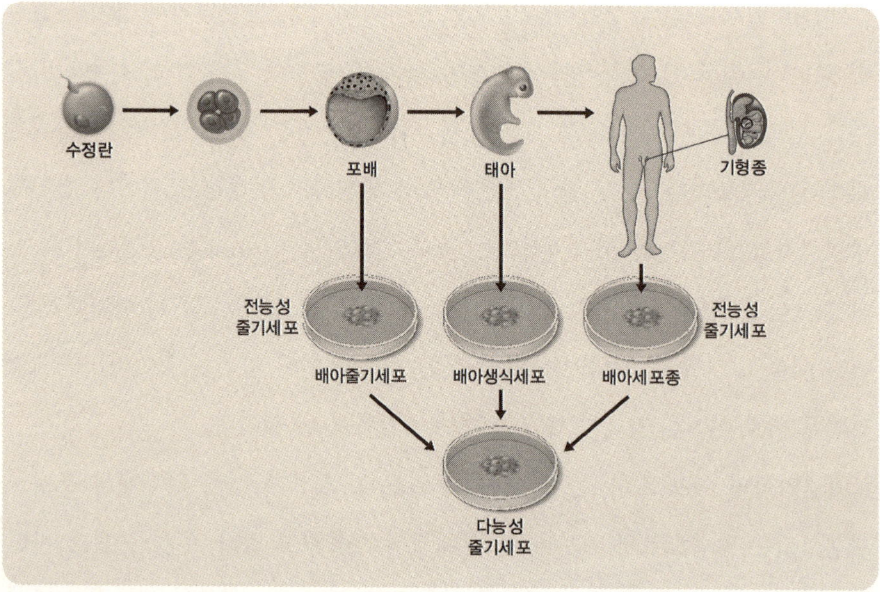

그림 4-24 배아줄기세포 전능성 배아줄기세포는 포배 내부 세포군에서 분리된 배아줄기세포에서 분리된다. 생식 기관 초기 암인 기형종(배아세포종)으로부터 줄기세포를 분리할 수 있다.

되고 있다.

전 세계적으로 알츠하이머병, 파킨슨병, 뇌졸중을 비롯한 뇌신경 질환 환자가 증가하는 추세이고, 특히 이들 뇌신경 질환은 65세 이상의 노년층에서 더욱 심각한 문제가 되고 있다. 특히 이들 질환에 대한 치료는 내과적 약제 투여에 국한되고 치료 효과도 만족스럽지 못한 결과를 보이고 있어서 새로운 치료법 개발이 시급한 실정이다.

의료비 증가에 따른 환자 자신은 물론, 가족, 사회, 국가 차원에서의 경제적

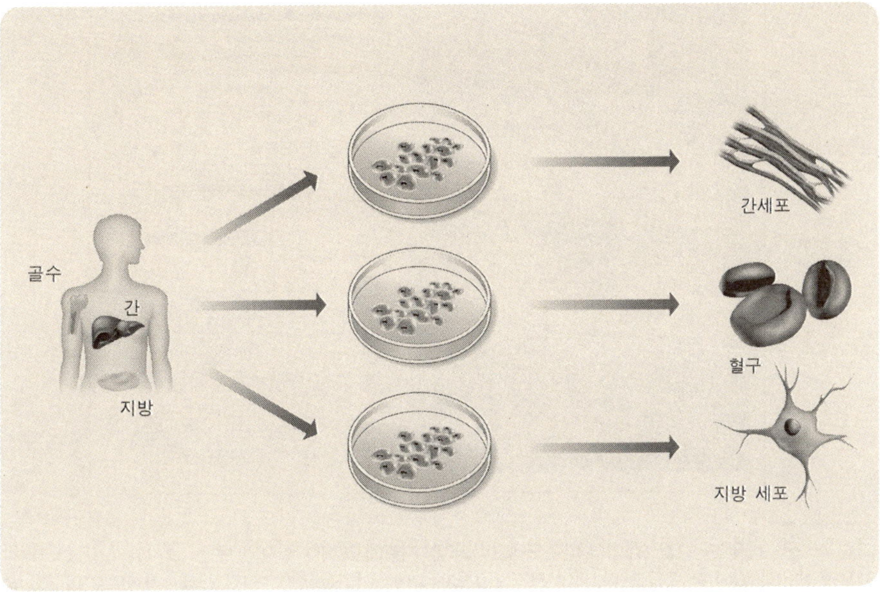

그림 4-25 줄기세포의 추출 및 분화 인간 배아줄기세포 이외에 성인줄기세포가 주목을 받고 있다. 성인의 각 장기에도 줄기세포가 존재하고 분리 배양이 가능하다. 성인 골수줄기세포, 지방조직-유래 줄기세포, 탯줄유래 줄기세포 연구도 성행하고 있다.

부담도 막대하다. 이에 있어 줄기세포를 기반으로 하는 세포-유전자 치료제는 효과적인 치료법으로써 국가적 차원에서 큰 도움을 줄 것이다. 지난 10년 동안 미국과 유럽 여러 나라에서 뇌신경 질환에 대한 줄기세포를 이용한 전임상 연구가 활발히 진행되고 있다.

1998년 밴쿠버 브리티시 콜럼비아 의과대학과 중앙대학교 의과대학에 소재하는 내 연구실에서는 알츠하이머병, 한팅톤병, 파킨슨병, 루게릭병, 뇌졸중, 척수 손상, 뇌종양의 뇌신경 질환 동물모델을 대상으로 내가 개발한 인간 신경

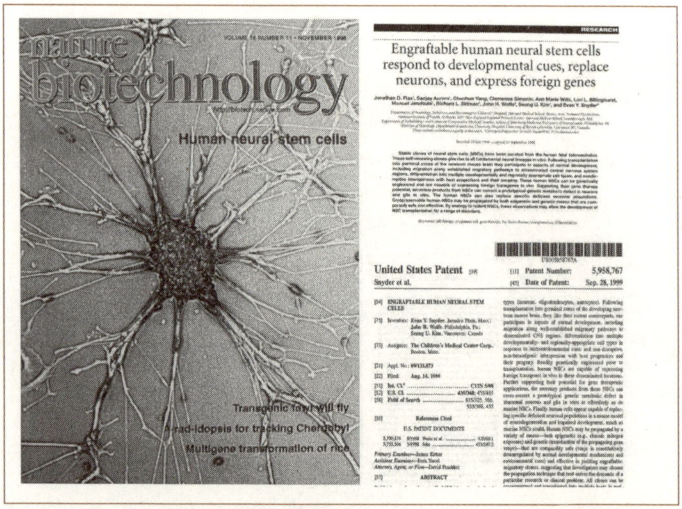

그림 4-26 1998년 11월 〈네이처 바이오테크너러지〉 저널에 게재한 필자의 논문 불사화 인간 신경줄기세포의 생산과 뇌 질환 동물모델에서의 전임상 실험에 대하여 발표하였다. 인간 신경줄기세포는 미국과 유럽의 특허를 받았고 2010년 1월부터 이 세포를 사용하는 뇌종양 환자의 자살유전자 치료법이 미국에서 시행되고 있다.

줄기세포주를 이용한 세포-유전자 치료 효과 연구를 수행하여 대단히 좋은 연구 성과를 거두었다. 2011년에는 테트라 사이클린 항생 물질이 존재할 때만 세포 증식이 가능한 유전자를 탑재한 새로운 증식능 조절 다능 인간 신경줄기세포를 제작하여 뇌졸중 모델에서 탁월한 치료 효과를 보여 주었다. 이 세포주는 알츠하이머병, 루게릭병과 뇌졸중 환자에서 뇌 이식 치료에 사용하려고 준비하고 있다.

지난 2010년 6월 1일 미국 식품의약청은 로스앤젤레스 교외 소재 시티 호프 메디컬 센터City of Hope Medical Center에서 사이토신 디아미네이즈 자살유전자를

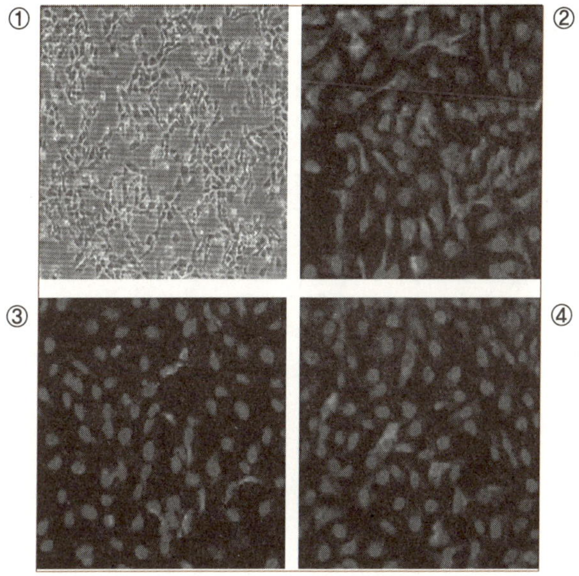

그림 4-27 필자가 개발한 인간 신경줄기세포주의 현미경 사진 ① 위상차현미경 사진으로 촬영한 신경줄기세포의 살아있는 이미지, ② 이들 신경줄기세포의 줄기세포 동정마카 염색 사진, ③ 신경줄기세포가 신경 세포로 분화함을 보이고 있는 모습, ④ 일부 줄기세포가 신경보도세포인 성상교세포로 분화함을 보이고 있다.

도입한 인간 신경줄기세포주를 사용하는 뇌종양-악성 신경교아세포종glioblastoma 치료법의 시행을 인가하여 20명의 뇌 암환자에 대한 유전자 치료가 시작되었다. 2012년 7월 1일 현재 12명의 뇌 암환자가 치료를 받고 있다. 신경줄기세포를 이용한 자살유전자 치료는 아직까지 세계적으로 보고된 적이 없는 새로운 치료법으로, 이 치료에 사용되는 인간 줄기세포는 내가 1998년 밴쿠버에서 새롭게 만든 세포주이다(그림 4-27).

내 연구실에서 개발한 인간 신경줄기세포주, 인간 골수유래 간엽줄기세포주와 새롭게 개발된 인간 증식능 조절 다능 신경줄기세포주, 그리고 이들 줄기세포에 치료 유전자를 탑재하여 만든 각종 줄기세포주를 사용하여 알츠하이머병, 한팅톤병, 파킨슨병, 루게릭병, 뇌졸중, 척수 손상, 뇌종양 등 뇌신경 질환 환자에게 직접 이식하는 세포-유전자 치료를 준비하고 있다. 이 인간 신경줄기세포는 이식된 뇌 조직 내에서 다양한 신경 영양인자를 생산하여 신경 세포 분화와 생존을 촉진시킨다. 실제로 BDNF와 GDNF는 뇌졸중 모델 동물의 질환 진행을 효과적으로 지연시킨다. 우리 연구팀이 확립한 줄기세포는 스스로 신경 성장인자, 뇌유래 신경 영양인자, 글리아 세포 유래 신경 영양인자, 간세포 성장인자, 혈관신생 성장인자 등 각종 세포성장인자를 생산하기 때문에 뇌 이식 후에 뇌질환 모델의 뇌손상 부위로 이동하고 장기간 생존하여 병의 경과를 늦추고 임상적으로 좋은 결과를 가져온다.

콜린에스테레이즈cholinesterase 효소는 뇌에서 기억과 학습을 지배하는 신경전달물질인 아세틸콜린을 분해하는 효소로써 신경 세포와 다른 신경 세포 사이에 아세틸콜린에 의한 신경전도가 일어난 직후 아세틸콜린을 분해한다. 알츠하이머병 환자의 뇌에서는 대뇌, 해마에서 아세틸콜린과 아세틸콜린을 합성하는 아세틸콜린 합성 효소의 활성이 크게 떨어지고 있다는 것을 알게 되었다. 따라서 알츠하이머병 환자 치료에는 콜린에스테레이즈 활성을 억제하는 효소 억제제인 아리셉트Aricept, 엑셀론Exelon, 라자다인Razadyne이 유일하게 사용되고 있다. 그러나 이들 약제는 병의 원인을 치료하지 못하고 병의 악화 경과를 조금 지연시키는 정도이다.

최근 내 연구실에서 아세틸콜린을 합성하는 아세틸콜린 합성 효소 유전자를 탑재한 인간 신경줄기세포를 알츠하이머병 모델 쥐의 뇌에 이식한 결과, 이식된 줄기세포가 10주 이상 생존하면서 아세틸콜린 합성 효소를 발현하여 학습 및 기억력을 탁월하게 개선한다는 사실을 확인하였다. 이러한 선행 연구를 통하여 F3 계열의 줄기세포는 병변 부위-주향성injury-site tropism 특성으로 뇌손상 부위로 이동하여 정착하고, 신경 세포와 신경교세포로 분화하며 다양한 신경 영양인자와 그 수용체를 발현함으로써 스스로 생존율을 증대시키는 것으로 확인되었다. 또한 내 연구실에서 신경 성장인자 유전자를 탑재한 인간 신경줄기세포를 알츠하이머병 모델 쥐의 뇌에 이식하여 알츠하이머병 쥐에서 거의 완전한 학습, 기억력 회복 효과를 보였다. 이러한 결과를 바탕으로 알츠하이머병 환자에서 신경줄기세포와 신경 세포의 뇌 이식에 의해서 뇌 기능을 회복시킬 수 있는 세포 치료를 준비하고 있다.

13
인간 유전체 프로젝트와 장수 유전자

2000년 6월 26일 미국의 빌 클린턴Bill Clinton 대통령은 벤터C. Venter와 콜린스R. Collins 두 과학자를 대동하고 나와 인간 유전체 프로젝트 완성에 대한 공식 발표를 하여 세계를 감동시켰다. 인간 유전체 프로젝트는 인간이 가지고 있는 30억 개가 넘는 유전체의 모든 염기 서열을 해독한 인류 역사에 남는 업적으로, 1990년에 시작하여 13년 만에 완료하였다. 이렇게 사람 유전자의 전모가 밝혀짐으로써 이를 기초로 하여 유전성 질환을 비롯하여 인류가 오랫동안 고통받아온 각종 질병의 원인을 규명하고, 이와 동시에 새로운 치료법이 개발될 수 있다는 기대가 커지고 있다.

2001년 2월에는 미국과 영국의 대표적인 과학 잡지인 사이언스와 네이처에 인간 유전체 배열이 발표되었다. 이 유전체 지도의 발표에서 특기할 것은 인간 유전자가 4만 개라는 사실이다. 하등 동물인 선충의 유전자 수가 1만 9천 개인데, 만물의 영장이라는 인간의 유전자 수가 선충의 유전자 수의 2배 정도라는 것이 놀라운 것이다. 더욱 놀라운 것은 모든 인간 유전자의 4분의 3인 74%에서 선충 유전자와 유사한 상동 구조를 가지고 있다는 사실이다. 이것은 선충 유전자 연구에서 명백해진 사실을 인간 유전자 연구에 효과적으로 사용할 수 있다는 것을 의미한다. 즉 선충에서의 장수 변이종에서 발견된 장수 유전자가 인간에서도 발견될 수 있다는 가능성이 크다.

이러한 연구가 계속된 결과 2001년에 인간 유전체 가운데 장수 유전자가 존재한다는 논문이 발표되었다. 하바드 대학교의 펄W. Pearl 박사가 주관한 이 연구팀은 이미 발표된 역학적 연구 논문에 주목하였는데, 가족 중에 100세 이상의 노인이 있는 경우 그 형제나 자매가 90세 이상 생존할 확률은 100세 노인이 없는 가족에 비해 4배나 높다고 한다. 이들은 이러한 100세 이상 노인을 가진 가족을 100 가족 이상 수집하고 이들의 유전 정보를 슈퍼컴퓨터에 입력하여 장수 유전자의 존재를 검색하여 인간의 1번 염색체에서 26번 염색체까지 장수 유전자가 존재하는 확률을 계산하였더니 4번 염색체에 가장 큰 가능성이 있다는 결과를 얻었다. 장수 유전자가 존재하는 영역이 확정되었지만 특정 유전자가 특정 장수 유전자라는 결론은 아직 나오지 않았다. 이 영역에는 100개 정도의 후보 유전자가 있어 수년 이내에 장수 유전자가 결정될 것으로 추측된다.

생물 현상에는 공통성과 특이성이 존재한다. 인간이 가진 모든 형질 가운데 진화 과정에서 보존되어 온 형질을 공통성, 새롭게 얻어진 형질을 특이성이라고 하는데 장수 유전자가 규정하는 수명 결정 기구가 공통 메커니즘에 의한 것인지 특이 메커니즘에 의한 것인지 앞으로의 연구 결과가 기대된다.

14

장수 과학의 새로운 전망

현대의학은 근대에 들어와서 세 번째의 커다란 기술 혁명을 경험하고 있다. 제2차 세계 대전이 끝난 1945년에 시작된 제1차 의료 기술 혁명은 항생제, 항결핵액, 소아마비 백신 등의 항감염제 개발에 힘입어서 오랜 세월 동안 인류를 괴롭혀 온 각종 감염증을 극복하는 위대한 성과를 올렸다. 이에 더하여 전쟁으로 인한 부상자를 치료하기 위한 수혈, 마취 기술, 외과수술 기법의 새로운 의료 기술 혁명이 일어났다.

제2차 의료 기술 혁명은 1970년에 시작되었다. CAT 스캔, PET 스캔, MRI 등 컴퓨터를 사용하는 화상 진단 기술의 개발, 그리고 RIA, EIA, 혈액화학 자동화를 포함하는 임상검사의 정밀화에 의한 새로운 진단 기술의 도입으로 질병의 정확한 진단과 이에 따른 조기 진단이 가능하게 되어 임상의학에 커다란 진보가 있었다.

제3차 의료 기술 혁명은 1980년 후반에 시작되었다. 분자유전학, 면역학, 전기생리학 등 기초 의학의 발전에 힘입어서 각종 유전성 및 난치성 질병의 발병 기전이 계속 해명되면서 이에 대응하는 새로운 진단 및 치료법이 개발되었다. 이러한 새로운 진료법을 대표하는 것이 장기이식, 시험관 아기, 태아 진단, 유전자 진단, 유전자 치료이다.

이에 더하여 생명공학에 의한 신약 개발이 새로운 의료 기술 혁명에 커다란 활력을 불어넣었다. 이것은 유전공학 기술에 의한 진단 시약 개발, 치료제와 백신의 대량 생산을 의미한다. 이렇게 개발된 신약으로는 당뇨병을 위한 인슐린, 성장부전증을 위한 성장 호르몬, 감염증 방어를 위한 인터페론, 뇌혈전 치료를 위한 조직 플라스미노젠 활성인자, 혈액병을 위한 에리스로 포이에틴, B형 간염 예방을 위한 간염 백신 등이 있다. 이밖에도 바이오텍으로 개발된 신약이 임상시험 중에 있어서 머지 않아 실용화 단계에 이를 것으로 보인다. 이러한 새로운 의료 기술 혁명은 지금도 계속되고 있다.

최근 들어 나노 테크놀러지와 메디칼 인포매틱스(의료 정보 기술)의 도입으로 의료 기술에 새로운 방향이 제시되고 있다. 또한 인간 유전체가 해명되어 인간 유전체 정보를 이용한 유전체 의학이 새롭게 전개될 것으로 기대되며, 이에 바탕을 둔 예방의학에 의하여 당뇨병, 고혈압, 동맥경화, 신경변성 질환이 해결될 것으로 기대된다.

이러한 의료 기술 혁신에 따라 2011년 우리나라 국민의 평균 수명이 79세까지 연장되었고, 매해 평균 수명 연장이 가능하게 되었다. 공산주의 붕괴 후 러시아에서 정치적, 사회적 그리고 경제적 혼란 속에서 남자의 평균 수명이 60세 아래로 떨어진 예를 보면 경제적, 사회적 안정과 평화 유지와 같은 의료와 전혀 다른 요소가 수명 연장에 크게 관여하고 있다는 것을 알 수 있다.

세계보건기구WHO가 말하는 건강 수명이란 용어가 있는데, 건강 수명은 평균 수명으로부터 평균 요양 기간을 빼서 나오는 숫자로서 국민이 건강하게 활동하는 기간의 평균치를 말한다. 2011년 우리나라 여성의 평균 수명은 85세로, 평균 요양 기간이 5년(추정치)이므로 평균 건강 수명은 80세가 된다. 이렇게 우리나라 여성이 건강하게 활동할 수 있는 기간이 길어진다는 것은 대단히 반가운 일이다.

최근 TV나 신문에서 우리나라가 고령화 사회가 되었다는 사실과 함께 그에 따른 여러 가지 문제점에 대한 논의가 계속되고 있는데, 이 중에서 가장 문제가 되는 것이 65세 이상의 노인층을 스스로 자립하지 못하는 사람들이라고 규정하고, 젊은 생산 인구에 대한 종속인구라고 규정하는 잘못된 인식 태도이다. 최근에 65세 이상 인구와 15세 이하 인구의 가산한 수에 15세에서 65세까지 인구 수로 나누어서 생산 인구와 종속인구의 비율로 평가하고 있다. 이 비율에 의하면 세 명의 젊은 사람이 65세 이상 노인 한 사람을 먹여 살려야 한다는 말도 안 되는 계산이 나오고, 이에 따라서 사회적으로 쓸데없는 위기감이 창작되는 희극이 있게 된다. 이 책을 쓰는 나 자신도 75세이면서 충분히 사회활동을 하고 있으며 경제적으로도 자립하고 있으므로 현재 우리나라 사회에 팽배하고 있는 노인 경시 풍조는 정정되어야 할 것이다.

65세 이상의 노년층은 젊은 세대에 종속되는 세대가 아니다. 많은 경험과 지식을 가지고 있으며 여러 가지 분야에서 뒤따라오는 세대를 지원하고 좋은 충

언을 줄 수 있으며 경제적으로도 자립하고 있어서 30대, 40대 젊은 세대보다 효율 있고 유연하며 여유 있는 행동을 할 수 있다. 이러한 65세 이상의 노년 계층이 가진 생산성을 충분히 활용하고 이들이 더 활발하게 행동할 수 있도록 국민의 의식 구조의 재구성이 절실하다.

이러한 현상을 볼 때 우리나라의 사회 구조가 30~40년 전의 고리타분한 사회 구조에서 한 발자국도 더 벗어나지 못하는 것으로 보여 안타깝다. 우리 사회는 이제 65세 이상의 사람들을 노인 또는 고령자 등의 이름으로 부르지 말고 동반자격인 입장에서 함께 활동하고 그들이 가진 생산성을 충분히 활용하게 하는 새롭고 유연한 어프로치가 대단히 중요하다.

人間壽命
百歲時代

DNA 구조 – 1954년 왓슨, 크릭 그리고 윌킨스에 의해 DNA 구조가 2중 나선 구조라는 것이 밝혀졌다. 이 발견으로 20세기 생명과학의 놀라운 발전이 이루어지게 되었고 이 세 사람은 노벨 의학상을 공동 수상하였다.

T 세포 – 면역계의 중심이 되는 면역 세포로, 자기와 남을 구별해 내는 능력을 가지고 있다. T 세포의 원조는 골수에서 만들어지고 흉선으로 이동하여 그곳에서 대량 증식한 후 교육 훈련을 받아 성숙한 T 세포가 된다.

가령취 – 노인에서 증가하는 체취의 원인 성분으로, 피부 표면의 피지에 박테리아가 번식하여 '노네날'이라는 불포화 알데하이드 악취 성분을 만든다.

감염증 – 세균, 바이러스, 기생충 등의 미생물이 원인이 되어 일어나는 병을 말한다.

고령 사회 – 65세 이상 인구가 전체 인구의 14% 이상인 사회를 말한다.

고령화 사회 – 65세 이상 인구가 전체 인구의 7% 이상인 사회를 말한다.

광우병 – 소를 죽음에 이르게 하는 전염성 뇌질환의 하나로, 의학적인 명칭은 우해면양뇌증(bovine spongiform encephalopathy, BSE)이다. 광우병에 걸린 소는 전신이 마비되고 시력이 상실되며 결국은 죽음에 이른다.

국립장수연구소 – 1970년 미국의 국립 보건연구소(NIH) 내에 설립되어 노화과학을 전문적으로 연구하는 기관이다.

기대 수명 – 출생자가 출생 직후부터 생존할 것으로 기대되는 평균 생존 연수를 말한다.

기무라 지로에몬 – 2012년 7월 1일 현재 세계에서 가장 장수하고 있는 남자로, 일본 교토현 교탄고시(市)에 살고 있다. 1897년 4월 19일생으로 올해 나이는 115세 73일이다.

네크로시스 – 세포대사가 급격하게 저하되면 세포막의 기능이 상실되고 세포 안의 이온 균형이 깨진다. 이에 따라 세포 안의 단백질 분해 효소가 활성화되어 단백질로 만들어진 세포의 구성 요소인 미토콘드리아, 소포체, 리보솜 등의 소기관이 분해되어서 깨지게 된다. 동시에 세포막이 터져서 세포가 붕괴되는 세포 괴사가 일어나는데 이를 네크로시스라고 한다.

노년부양비 – 생산가능인구(15~64세) 100명에 대한 고령(65세 이상) 인구의 비를 말한다.

노령화 지수 – 유소년 인구(0~14세) 100에 대하여 65세 이상 노인의 수를 말한다. 예를 들면 유소년 인구 100에 대하여 노인 수가 80이면 노령화 지수 80이다.

노인반 – 대뇌피질과 해마에서 보이는 반점 같은 구조로, 중심에 아밀로이드 섬유가 있고 변성한 신경 세포 돌기가 주위를 둘러싸고 있다. 노년, 특히 알츠하이머병 환자의 뇌에서 대량으로 검출된다.

뇌의 구조 – 사람의 뇌는 100억 개의 신경 세포와 신경 세포의 다섯 배가 되는 신경교세포로 구성되어 있다. 하나의 신경 세포가 각각 5천에서 2만 개 정도의 시냅스를 형성하고 있으므로, 뇌 속의 전체 시냅스의 수는 수백 조에서 수천 조에 이르는 천문학적인 숫자이다

뇌졸중 – 뇌혈류 이상으로 인해 일어난 뇌의 결손 증상으로, 크게 뇌경색과 뇌출혈로 분류된다. 우리나라에서는 20~30년 전까지 뇌경색과 뇌출혈 환자의 비율이 30 : 70으로 뇌출혈 환자가 압도적으로 많았는데 전통적으로 한국인의 식사에 식염 섭취가 과도한 데 그 이유가 있다고 생

각한다. 2007년 세계식량기구가 발행한 '세계 식염섭취 상황'을 보면 하루 소변에 배출되는 식염 양은 미국 158, 영국 168, 일본 184, 한국 232 mmol/day이다.

뇌혈액 관문 – 뇌에서는 외부 물질이 침입하는 것을 엄밀하게 감시하고 유독 물질은 들어오지 못하게 하는 기능이 있는데, 이와 같이 뇌를 감시하는 기구를 뇌혈액 관문(Blood Brain Barrier, BBB)라고 한다. 우리가 먹는 음식이 위장에서 소화되고 혈액에 녹아서 몸의 각 부분에 보내지면, 영양 물질이나 산소와 같은 물질이 뇌와 신경 세포에 골고루 공급되는데, 뇌신경계에 유독한 물질은 혈관의 벽을 만드는 혈관 내피 세포와 이들을 둘러싸는 아스트로사이트(성상신경교세포)의 특이한 저지 기능으로 뇌 속으로 들어가지 못한다.

다이어트 – 식사 제한을 말한다. 포식 그룹의 흰쥐는 평균 수명이 23개월인데 비하여 먹이의 양을 60%로 제한한 식사 제한 그룹의 흰쥐는 33개월로써 무려 1.5배의 수명 연장 효과가 있었다.

다프-2 유전자 – 1995년 케뇬 박사에 의해 발견된 선충의 장수 유전자로, 야생주에 비하여 1.5배, 즉 30일 살 수 있는 선충주이다.

당뇨병 – 체내에서 혈당(혈액 중의 포도당)을 조절하는 호르몬인 인슐린이 부족하거나 몸의 각 장기에 작용하는 인슐린이 제 기능을 하지 못하여 당 대사 장애가 있어서 발병한다.

대뇌피질 – 사람의 뇌에서 큰 부분을 차지하고 있으며 기억이나 사고, 행동을 지배하고 조절한다. 대뇌피질은 전두엽, 측두엽, 두정엽, 후두엽의 네 부분으로 나누어진다. 뇌는 이러한 해부학적인 구분 외에도 생리학적 역할에 따라 기억 영역, 시각 영역, 청각 영역 등 뇌의 특수 기능으로 구분할 수 있는데, 이를 기능국재라고 한다.

동맥경화증 – 65세 이상의 노년에게서 나타나는 순환기 질환으로, 혈관의 벽이 두꺼워지고 경화가 일어난다. 담배, 고혈압, 당뇨병, 고콜레스테롤증이 위험인자이다

레스베라트롤 – 폴리페놀의 일종으로 오디, 땅콩, 포도, 라스베리, 크렌베리 등의 베리류 등을

포함한 많은 식물에서 발견된다. 항암 및 강력한 항산화 작용을 하며 혈청 콜레스테롤을 낮춰주는 역할을 한다. 레드 와인에도 노화 방지 성분인 레스베라트롤이 많이 함유되어 있다.

멜라노마 – 흑색종이라고도 한다. 일광욕을 과하게 하여 자외선에 의하여 피부 세포–멜라노사이트가 암화하여 일어난다.

면역계 – 세균이나 바이러스 등 외계 물질이 침입하는 것을 제거하는 방어 기구로, 세포성 면역과 체액성 면역 두 가지가 있다

모세혈관확장성 운동실조증 – 조기 노화 현상으로 뇌 위축, 면역부전증, 암호발의 증상을 보인다. 1999년에 밝혀진 원인 유전자는 P13 카이네이즈 효소 가족에 속하는 단백질을 만드는 ATM 유전자이다. ATM 유전자는 세포에서 DNA 상해와 같은 스트레스가 오면 세포 주기를 정지하고 상해의 수복을 하는 체크 포인트 기능을 가진다.

미나마타병 – 오랜 시간에 걸쳐 중금속인 수은이 사람 몸 안에 흡수되어서 신경 증상을 일으키는 병이다. 1950년에 일본 미나마타에서 신경 증상을 일으킨 환자가 많이 발생하였는데, 손과 발의 감각이 둔해지고 운동장애가 생겼으며 눈의 시야가 갑자기 좁아지는 기묘한 증상을 일으켰다. 미나마타의 공장 폐수에는 무기수은이 대량으로 포함되고 뻘 속에 있는 미생물이 무기수은을 유기수은으로 변화시켰다. 그리고 유기수은을 가진 미생물을 먹은 생선이나 조개에서 대량으로 유기수은이 축적되고 이들 생선, 조개를 먹은 주민들이 유기수은 중독에 희생된 것이다.

미토콘드리아 – 세포의 소기관으로, 에너지 생산 공장이라고도 불린다. 동물이 근육을 움직이고 호흡을 하는 등의 모든 에너지의 근원은 아데노신–3–인산(ATP)이며, 미토콘드리아가 포도당 등의 영양분을 연소시켜서 ATP를 생산한다. 미토콘드리아가 영양분을 연소시킬 때 산소를 사용하여 산화 반응이 일어나는데, 이 산화 반응으로 발생하는 에너지를 ATP 합성으로 변환시키는 역할을 하는 것이 미토콘드리아 내부에 존재하는 다섯 개의 거대 단백질 복합체 I, II, III, IV, V이다.

백내장 – 노인에서 다발하는 안과 질환으로, 안구 수정체에 혼탁이 생겨서 시력 저하가 나타난다.

베르너 증후군 – 독일의 의사 베르너(미국에서는 워너라고 한다.)가 1904년에 보고한 질병으로 12세부터 성장이 정지되고 20세 전반에 머리가 희어지며 20세 후반에는 피부에 주름이 증가하여 노인의 얼굴이 된다. 30대에는 백내장, 당뇨병, 골다공증, 40대에는 동맥경화증이나 암에 걸린다. 평균 수명이 46세로 수명 단축이 있다. DNA 헬리케이스 효소에 이상이 있으면 DNA 복제나 DNA 수복에 문제가 생겨서 세포, 장기에 이상이 생긴다.

베씨 쿠퍼 – 2012년 7월 1일 현재 세계에서 가장 장수하고 있는 사람으로, 현재 나이는 115세 310일이다.

브롱세칼 교수 – 19세기 프랑스의 생리학자로, 정액 속에 신경계를 비롯한 신체 각 기관에 활력을 주는 물질이 있다고 발표하고 동물의 고환 엑스트락트를 노인에게 처방하였다.

사마천 – 기원전 1세기 한나라 무제 때에 사관으로 있던 사람으로, 중국 건국 전설상의 5제로부터 시작하여 하, 은, 주, 춘추전국, 진을 지나서 한 무제에 이르기까지 왕후장상, 군인, 학자와 일반서민에 대하여 기술한 역사서인 『사기』를 편찬하였다.

삼신산 – 진시황의 명으로 서복이 삼천 동남동녀와 더불어 불로초를 얻고자 향한 목적지인 봉래, 방장, 영주의 세 산을 말한다.

생활습관병 – 고혈압, 뇌졸중, 신장병, 당뇨병 등 성인이 된 다음에 불규칙하고 고르지 못한 생활습관에서 오는 질환을 말한다.

서복 – 사마천의 『사기』에 기록된 인물로, 기원전 5세기 진시황의 명으로 불로초를 얻고자 삼천 동남동녀와 더불어 삼신산으로 향하였으나 돌아오지 않았다고 전한다.

세포 골격 단백질 – 신경 세포의 골격을 만드는 단백질로, 미세 소관, 신경 중간섬유, 미세 섬유가 있다. 이 주요 단백질들은 집을 지을 때의 기둥처럼 세포 형태를 만들고, 도로망과 마찬가지로 영양분을 세포 안에 두루 운반하게 하는 구조이다.

세포 수명학설 – 우리 몸을 구성하는 세포는 분열하는 횟수에 한도가 있어서 세포가 수십 번 분열하여 증식하면 그 이상 분열을 하지 않는다. 따라서 그 세포들이 모여서 구성하는 조직이나 기관이 재생되지 못하고 수명이 그치는데, 이러한 학설을 세포 수명학설이라고 한다. 헤이플릭 박사의 실험에 의하면 인간 태아 폐의 섬유아세포는 50번 정도 분열한 뒤 분열이 정지되는데, 이러한 한계점을 헤이플릭의 한계점이라고 한다.

소인증 – 소아 질병이다. 뇌하수체에서 분비되는 성장 호르몬이 부족하여 키가 충분히 크지 않는 병으로, 유전성인 경우와 뇌하수체에 종양이 있어서 발병한다. 이러한 소인증 환자에게 성장 호르몬을 정기적으로 주사해 주면 키가 조금 커질 수 있다

수퍼옥사이드 디스뮤타아제 SOD – 수퍼옥사이드를 분해해서 과산화 수소와 산소를 만드는 항산화 효소로, 카탈라아제와 글루타치온 퍼옥시데이즈가 있는데, 카테레이즈 효소는 과산화 수소를 물과 산소로 분해하고 굴루타치온 퍼옥시데이즈 효소는 과산화 수소를 소멸시키는데 이때 글루타치온의 도움을 받는다.

수퍼옥사이드와 수산화 라디칼 – 대표적인 프리라디칼–활성산소로, 호흡에 의해서 생체에 들어온 산소는 미토콘드리아 전자 전달계에 의해서 계속하여 4전자 환원이 되어서 물(H_2O)이 된다. 이 과정에서 생산되는 수퍼옥사이드는 극히 양이 적고 정상인 경우에는 수퍼옥사이드 디스뮤타아제에 의해서 즉시 제거된다. 수산화 라디칼은 DNA 체인, 아미노산의 –SH기, 그리고 세포막의 불포화지방산과 크게 반응하여 이들을 파괴하고 세포 손상을 가져온다.

스크래피 – 양과 염소에서 발병하는 신경 질환이다. 양과 염소가 이 병에 걸리면 온몸이 가려워서 나무나 바위에 몸을 심하게 긁어대어 털이 빠지고 가죽에 상처가 난다고 하여 영어의 '긁다'라는 뜻의 '스크래피'라고 이름 붙여졌다. 스크래피에 걸린 동물은 운동실조 증세와 마비를 보이다가 결국 일어나지 못하는 운동 불능 상태에 들어가 1개월 안에 죽게 된다. 발병 원인은 프라이온이라고 밝혀졌다. 스크래피에 걸린 양의 고기나 골분을 소의 사료로 사용하였던 영국에서는 소의 광우병이 1986년 이후 대량으로 발생하여 20만 마리 이상의 소가 도살되었다. 이와 같이 광우병에 걸린 혹은 광우병 병원체가 잠재하고 있는 소의 고기나 내장을 사람이 소비하여

사람에게서도 광우병이 발생하게 된 것이다.

스트레스 – 스트레스가 사람에서 여러 가지 질병의 원인이 된다는 것을 가장 먼저 이야기한 사람은 1936년에 세리에 박사이다. 그는 외부로부터 오는 자극에 의해서 신체에서 반응이 일어남을 이야기하였다. 스트레스의 원인으로는 더위, 추위, 소음 등의 물리적 스트레스와 세균 감염, 외상, 의약품 등에 의한 스트레스가 있다. 이러한 외계자극과 인간관계 등에 의해서 일어나는 불안, 긴장, 노여움, 공포도 정신적 스트레스를 가져온다. 스트레스는 뇌신경계에 수용된 다음 스트레스 신호가 내분비계로 전달되어서 그곳에서 호르몬이 생산되고 각 장기로 보내어져서 스트레스 반응이 일어난다.

시냅스 – 신경 종말이라고도 한다. 하나의 뉴런(신경 세포)이 다른 뉴런과 연락을 갖는 결합 부분으로, 크기가 1만 분의 1밀리미터인 미세한 공간을 차지한다. 시냅스를 통하여 하나의 뉴런이 다음 뉴런에게 정보를 주는 것이다.

신경 성장인자 – 신경 세포가 분화하고 생존하기 위해서는 표적 세포에서 합성되는 특이한 신경 영양인자가 존재할 것이라고 생각되었는데, 처음으로 발견된 신경 영양인자는 신경 성장인자NGF이다. 1951년에 레비–몬탈치니 교수가 처음으로 신경 세포를 자극해서 신경섬유를 선택적으로 성장하게 하는 분자가 있다는 것을 보고하였다. 레비–몬탈치니 교수는 신경 성장인자를 발견한 공로로 1986년에 노벨 의학상을 받았다.

신경 영양인자 – 신경 성장인자와 극히 유사한 신경 영양인자가 여러 종류 존재한다는 것이 알려졌는데, 이것을 뉴로트로핀 가족이라고 부른다. 뉴로트로핀 가족에는 뇌유래 신경 영양인자 BDNF, 뉴로트로핀–3(NT–3), 뉴로트로핀–4/5, 뉴로프로핀–6 등이 있다. 이들 신경 영양인자는 NGF와 생물 활성이 달라서 표적 신경 세포의 종류도 다르다. BDNF는 척수 운동신경 세포의 생존과 관계가 있으며, 근위축성 측색 경화증(ALS)에도 효과가 있을 것으로 예상되어 현재 미국에서 임상시험이 시행되고 있다. 또한 뉴로트로핀 가족 이외에도 신경 영양인자에는 모양체 신경 영양인자CNTF, 글리아 유래 신경 영양인자GDNF, 류캐미아 억제 인자LIF, 인슐린 유사 성장인자IGF–1 등이 있으며 파킨슨병, 한팅톤병, 운동신경 세포 질환, 말초 신경염 등에 효

력을 보일 것으로 기대되고 있다

신경원섬유 변화 – 미세 소관과 결합하는 부수 단백질인 타우 단백질이 변화를 일으켜서 신경 세포 안에 노폐물처럼 축적하여 만들어지는 비정상적인 구조이다. 신경원섬유 변화와 노인반의 두 이상 구조가 알츠하이머병 환자 뇌에서 보이는 병리학적 특징이다. 광학 현미경으로 은 염색을 한 뇌 조직을 관찰하면 정상 신경 세포에서 섬세하던 신경섬유가 지나치게 굵어진 것을 볼 수 있다. 알츠하이머 박사가 1907년 알츠하이머병이 다른 병과 다른 독립된 신경 질환이라고 규정한 것도 이 구조를 발견하였기 때문이다.

신경전달물질 – 하나의 뉴런이 흥분하면 정보가 전기 신호 형태로 신경 섬유를 통하여 시냅스로 간다. 예를 들어 빛이나 소리처럼 외부에서 전해진 자극이 눈이나 귀를 통해 전기 신호로써 뇌에 전달되면 뇌가 이를 처리한다. 전기 신호가 시냅스에 도달하면 신경전달물질이 나와서 다음 뉴런으로 정보가 전달된다. 신경전달물질은 현재 40종이 알려져 있으며 아세틸콜린, 도파민, 놀아드레날린, 뉴로펩타이드 그리고 구루타민산 등 각종 아미노산이 있다

신경조직 배양법 – 1907년 미국의 함버거 교수가 창시한 연구 기술로, 뇌신경 조직의 작은 조각을 체외로 분리하여 적절한 온도, 습도, 산소 농도를 유지하고 영양물을 모두 갖춘 배양액 속에서 육성하는 기술이다. 현재는 조직편이 아닌 단리세포–싱글세포의 배양이 주류가 되어 신경세포 배양법이라고 한다.

심부뇌자극 – 파킨슨병 환자에서 시행되는 수술로, 임상 징후가 크게 향상하는 경우가 많다. 심부뇌자극(Deep Brain stimulation, DBS)은 미소 전기신호를 보내는 뇌 페이스메이커를 뇌의 시상전부에 미소전극을 이식하여 임상 증세를 개선시킨다.

아밀로이드 전구단백질 APP – 1987년 세인트 조지–히스롭 교수는 APP 유전자가 들어 있는 제21번 염색체에 점 돌연변이가 있으면 APP 생산이 증가하여 베타아밀로이드 생산이 증가하고 신경 세포의 변성이 촉진되어 가족성 알츠하이머병의 발병 원인이 된다고 보고하였다.

아세틸콜린 합성효소 – 콜린아세틸 전이 효소라고도 하며 아세틸콜린을 합성하는 효소이다. 알츠하이머병 환자 뇌에서 그 활성이 크게 저하하고 있다.

아세틸콜린에스테레아제(효소 억제제) – 알츠하이머병 환자 뇌에서는 대뇌, 해마에서 아세틸콜린과 아세틸콜린을 합성하는 아세틸콜린 합성효소의 활성이 크게 떨어지고 있음을 알게 되었다. 따라서 알츠하이머 환자 치료에는 뇌의 아세틸콜린 농도를 높이고 환자의 증세를 개선하기 위해서 아세틸콜린을 분해하는 아세틸콜린에스테레아제 활성 억제 효소 억제제인 아리셉트, 엑세론, 라자다인이 사용되고 있다

아포리포 단백질 E – 지방질 수송과 대사에 관계하고 있으며 다른 종류의 아포리포 단백질과는 달리 뇌에서도 생산되며 신경 세포를 유지하고 재생하는 데 관련이 있다고 보고되었다. 아포리포 단백질 E 유전자에는 ε2, ε3, ε4 세 개의 대립 유전자형이 있다. 1993년 로제스 연구 그룹은 일반인들은 ε4를 적게 가진 데 비해 알츠하이머병 환자는 ε4가 많다고 보고하였다. ε4는 가족성 고발성을 포함한 모든 알츠하이머병 환자와 관련이 있으며, 알츠하이머병의 원인 유전자는 아니지만 발병을 촉진시키고 병의 증상을 악화시키는 위험인자로 파악된다.

아포토시스 – 세포의 내인성 메커니즘에 의해서 세포가 가진 세포사 시스템이 가동되어서 세포 자체가 죽어버리는 세포 자멸사이다. 아포토시스는 발생과 분화 등 동물의 개체 형성시 중요한 역할을 하며 감염증, 암, 외부 독성에 의한 세포사에서도 중요하다.

알츠하이머성 치매와 뇌혈관성 치매 – 병리학적 통계에 의하면 유럽에서는 알츠하이머성 치매가 치매 전체의 50%인데 비하여, 일본에서는 알츠하이머성 치매는 30% 이하이고 뇌혈관성 치매가 50%를 넘는다. 이와 같이 유럽과 일본에서 발생하는 치매의 종류가 크게 대조를 보이고 있다. 기타에는 픽 병, 크로이츠펠트–야콥병과 같은 희귀한 신경 질환과 알츠하이머병과 뇌혈관성 치매가 같이 존재하는 혼합형 치매가 있다. 우리나라는 아직 이러한 통계가 없으나 인종적으로 가까운 일본의 유형을 따를 것으로 생각된다

암 – 체세포가 조절되지 않는 성장을 계속하는 질병으로, 폐암, 위암, 유방암, 대장암, 뇌종양 등

이 있다. 암이 발생하는 원인은 세포의 유전자나 암 억제 유전자에 돌연변이가 있어서 발병한다.

에이지-1 유전자 - 1988년 존슨 박사와 프리드먼 박사가 장수하는 엘레간스 선충을 선별하여 수명의 증가를 가져오는 유전자를 찾아 에이지-1이라고 이름 붙였다.

엘레간스 선충 - 엘레간스 선충은 길이가 1밀리미터이고, 모두 1,000개의 세포로 구성되어 있다. 그리고 몸이 투명해서 이들 세포의 움직임을 현미경으로 자세히 관찰할 수 있다. 선충은 3주일밖에 살지 못하므로 수명 연구 실험을 3주일 안에 끝낼 수 있어서 노화 연구와 수명 유전자 실험에 많이 사용된다.

엠피티피 신경독 - 1982년 캘리포니아 주 사크로멘토 근처에서 20대에서 40대에 이르는 젊은 나이에 파킨슨병에 걸린 환자와 똑같은 운동 장애 증세를 일으킨 환자가 7명 발견되었다. 마약인 히로인(아편)과 비슷한 가짜 마약에 들어 있는 해로운 신경독 MPTP(1-메틸-4-페닐-1, 2, 3, 6 테트라 하이드로 피리딘)때문에 발병한 것으로 알려졌으며, 파킨슨병과 같은 운동실조 임상 증세를 보였다.

이종간 이식 - 원숭이나 돼지의 기관을 사람에게 이식하는 수술로, 다른 동물 종 사이에 시행하는 장기이식이다. 기술적이고 윤리적인 면에서 별다른 문제가 없으나 문제가 되는 것은 원숭이나 돼지가 가지고 있는 세균이나 바이러스가 사람 몸 안에 들어와서 새로운 감염체가 되어 무섭고 새로운 질병을 일으킬 수 있는 가능성이다. 에이즈와 에볼라 바이러스처럼 다른 동물에서는 오랫동안 아무런 장애를 일으키지 않고 잠재해 있다가 사람에게 침입하여 무서운 유행성 질환이 된 전례가 있다

인간 유전체 프로젝트 - 2003년 6월 클린턴 대통령 재임 중에 인간 유전자의 30억이 넘는 인간의 유전체의 모든 염기 서열을 해독한 프로젝트로, 1990년에 시작하여 13년 만에 완료하였다. 이렇게 인간 유전자의 전모가 밝혀짐으로써 이를 기초로 하여 유전성 질환을 비롯하여 인류가 오랫동안 고통 받고 있는 각종 질병의 원인을 규명하고 이에 따른 새로운 치료법이 개발될 수 있다는 기대가 컸다. 그러나 12년이 지난 지금도 이렇다 할 성과는 나와 있지 않아 괴도 수

정이 필요한 것으로 생각된다.

잔느 칼망 - 기네스북에 기록된 세계 최장 수명을 가진 프랑스 사람으로, 122세 164일의 나이로 1997년에 사망하였다.

재생의학 - 사람의 신체 각 부위는 일생 동안 외상이나 질병으로 조직의 일부가 손실되거나 상처를 입게 되며, 해당 조직이 재생하여 회복할 수 있는 가능성은 조직에 따라 다르다. 피부나 뼈는 비교적 재생이 가능하지만 심장, 신장, 근육, 뇌 조직은 재생이 불가능하다. 이와 같이 자연적으로 재생하지 못하는 조직 · 장기를 재생시키고 그 기능을 회복시키려는 것이 재생의학이다. 최근 줄기세포를 이용하여 각종 세포, 조직, 장기를 유도 제작하고 질병이나 상처를 가진 신체 부위에 이식하여 재생 회복을 도모하려는 노력이 진행되고 있다.

제로코미 - 노인이 젊은 남녀들과 자리를 같이하고 섹스를 함으로써 젊음을 되찾으려는 것을 말한다. 그 동기에는 두 가지 의미가 있는데 하나는 젊은 사람과 행동을 같이 함으로써 젊음을 함께 느끼고 정신적으로나 심리적으로 노화를 지연시키자는 것이고 다른 하나는 젊은 이성과 섹스를 하면 성기를 통하여 '젊음의 엣센스', '젊음의 정기'가 흘러 들어온다는 믿음이다.

줄기세포 - 그 동안 배아줄기세포(ES cell), 성인유래 줄기세포(Adult stem cell)가 연구 주류를 이루고 있었으나 2008년 이후 유도만능줄기세포(iPS cell)가 크게 주목을 받고 있다. 줄기세포 기술은 각종 장기 이식과 질병 근치의 방책으로 그게 위력을 발휘할 것으로 기대되고 있다.

진시황제 - 기원전 221년 전국 시대 한 · 위 · 조 · 초 · 연 · 제나라 등 6국을 물리치고, 중국을 처음으로 통일한 왕으로, 스스로 황제 칭호를 사용하였다. 불로장생을 원했던 진시황은 통일 11년 만인 기원전 210년에 사망하였다.

초고령 사회 - 65세 이상 인구가 전체 인구의 20% 이상인 사회를 말한다.

최애기 - 가장 장수한 한국인으로 109년 342일 생존하였다. 1895년 2월 18일 출생하고 2005

년 1월 25일 사망하였다

쿠루 – 파푸아뉴기니 포아족에서만 볼 수 있던 신경질환으로, 광우병, 시-제이-디처럼 프라이온 병원체에 의하여 발병한다. 가이듀섹 박사는 쿠루가 지연성 바이러스에 의한 것이라고 동정하여 노벨 의학상을 수상하였다. 파푸아 뉴기니의 식인종이던 포아족에서는 추장이나 노인이 죽으면 그 뇌를 임신한 여자나 어린아이에게 먹이게 하는 종교적 의식이 있었는데, 이에 의해 쿠루병이 전염되었다고 한다.

크로이츠펠트-야곱병 – 짧게는 시-제이-디(CJD)라고 불리는 신경병으로, 100만 명에 한 명꼴로 발병하며 30년의 장기간의 잠복기를 갖는다. 그러나 발병하면 그 진행 속도가 대단히 빨라서 운동장애, 의식장애가 급속하게 진행되고 치매로 이르러서 사망한다. 미국이나 캐나다 그리고 유럽에서는 시-제이-디 환자에서 채취된 각막 이식, 뇌파 측정 전극, 뇌하수체추출 성장호르몬 투여에 의하여 발병된 케이스가 있다. 광우병처럼 프라이온 병원체에 의하여 발병한다.

클록-1 유전자 – 1997년 해키미 교수가 발견한 선충 장수 유전자로, 미토콘드리아에서 충분한 에너지를 만들어 내지 못하고, 반기아 상태에 있어서 일반 선충보다 2배 긴 40일간 살 수 있다.

클론 동물 – 1997년 스코틀랜드에서 클론양인 돌리가 태어나면서 세계적인 화제가 되었고, 그 이후로 소, 돼지, 쥐 등의 동물에서 클로닝에 의해서 클론 동물의 생산이 가능하게 되었다. 돌리는 태어난 지 6년만인 2003년에 관절염 등의 노화 현상을 보이고 죽었다.

텔로머레이스 – 이 효소는 RNA 분자를 금형으로 해서 DNA를 합성할 수 있으므로 염색체의 DNA 말단에 분열할 때마다 계속하여 텔로미어 배열을 추가할 수 있다. 브렉번, 그라이더, 쇼스탁 박사는 텔로미어 구조와 기능을 해명한 공로로 2009년에 노벨 의학상을 받았다.

텔로미어 – 사람의 염색체는 22쌍의 상염색체, 즉 44개의 상염색체와 X 염색체, Y 염색체(또는 44개의 상염색체와 2개의 X 염색체)의 46개의 염색체로 구성되어 있는데, 이들 염색체의 말단이 노출된 상태로 세포핵 속에 존재하면 DNA 분해 효소에 의해서 깨져 버리기 때문에 염색체 말단은 특수한 구조로 되어 있다. 이 특수 구조가 바로 텔로미어이다. 인간 염색체의 텔로미어는 6개의 염기쌍인 TTAGGG가 되풀이되어서 만들어진 구조이다

파골 세포 – 뼈를 제거하는 세포이다.

파라쿳 신경독 – 1985년 캐나다 몬트리올 주변에서 파킨슨병 환자가 5000명이 넘게 발생한 지역에 대해 조사를 벌였다. 파킨슨병은 야채나 과일을 생산하는 농업 지역에 발병률이 높았기에 농약 중에서 파킨슨병을 일으키는 엠피티피(MPTP)와 화학 구조가 비슷한 파라쿳에 주목하여 조사하였다. 파라쿳은 잡초를 제거하는 제초제로서 우리나라에서도 많은 사람들이 이 약에 중독되어 사망하여 최근 우리나라에서도 사용이 중지되었다. 캐나다 연구팀이 파라쿳을 실험동물에게 투여하였더니 뇌의 도파민 양이 현저하게 감소하고 운동장애가 발생하였다.

파킨슨병 모델 – 1982년에 파킨슨병과 유사한 임상 증세를 가진 환자가 미국에서 발견되었는데, 이들은 가짜 마약 속에 섞인 엠피티피라는 신경독을 주사한 것으로 알려졌다. 따라서 엠피티피와 같은 신경독이 파킨슨병의 원인이 아닌가 의심되고 있다. 1982년 스웨덴 룬트 대학의 비오쿠룬트 교수는 쥐에게 신경독인 하이드록시 도파민을 주사하였더니 파킨슨병을 일으킨 것을 확인하였다. 현재 이 하이드록시 도파민-유도 쥐 모델과 엠피티피-유도 원숭이 모델이 파킨슨병 모델로 사용되고 있다.

파킨슨병 – 신경병성 질환의 하나로, 환자의 뇌 속에서 도파민 신경전달물질이 크게 감소하여 운동장애가 일어나는 병이다. 1960년대 중반에 파킨슨병 환자에게 부족한 도파민을 보충하여 큰 효과를 거두었다. 그러나 엘도파를 5년 이상 계속 사용하자 효과가 없어지고 오히려 부작용이 크게 나타났다. 이후 사람 태아의 도파민성 신경 세포를 뇌에 이식하여 극적인 효과를 보았는데, 스웨덴, 미국 등 여러 나라에서 약 200명에게 뇌 이식 수술을 시행하였다.

평균 수명 – 어느 집단을 구성하는 구성원 전체의 기대 수명을 평균적으로 계산한 수치이다.

프라이온 – 스크래피, 쿠루병 그리고 시-제이-디로 죽은 동물이나 사람의 뇌 조직을 동물에

주사하면 해면상 뇌증을 일으키는 병원체로, 열이나 자외선에 저항성이 높고 웬만한 미생물을 죽여 버리는 풀마린에 넣어도 감염 능력을 유지할 수 있다. 핵산(DNA, RNA)을 분해하는 효소에도 저항력이 있는데 페놀이나 아염소산 나트륨과 같은 단백질을 변성시키는 화학물질에 의해서만 감염력을 없앨 수 있다. 이와 같이 해면성 뇌증을 일으키는 병원체는 바이러스와 달리 핵산을 포함하지 않는 단백질 병원체이다. 1982년에 스탠리 프르즈너 박사는 스크래피나 시-제이-디의 병원체는 핵산을 갖지 않는 감염성 단백질 입자라는 프라이온 학설을 발표하였고, 이것이 정설이 되었다. 프르즈너 박사는 1999년에 노벨 의학상을 받았다.

프리세닐린1 - 1992년 세렌버그 박사 그룹은 제21번 염색체 이상에 의한 가족성 알츠하이머병 환자는 소수이고, 대부분 S182라고 불리는 단백질(프리세닐린1)을 지배하는 제14번 염색체의 유전자 이상에 의한 것임을 발견하였다.

프리세닐린2 - 1995년에는 셰링톤-로가예프 연구팀이 러시아 볼가 계곡에 사는 독일계 가족에게서 제1번 염색체에서 STM2라고 불리는 단백질(프리세닐린2)을 지배하는 유전자 이상을 발견하였다. 따라서 가족성 알츠하이머병의 유전자 이상은 제21번, 제14번, 제1번 염색체 이상에 원인이 있음이 확인되었다

항생물질 - 페니실린, 스트렙토마이신, 테트라사이클린 등 강염증을 치료하는 약제이다.

해마 - 대뇌피질의 안쪽 깊이에 있는 해마는 대뇌피질과 밀접한 연관을 가지고 있으며, 기억을 강화시키는 기능과 단기 기억을 종합하여 지배하는 부분이다

허친슨-길포드 증후군 - 일반적으로 프로제리아라고도 한다. 프로제리아는 유전성 조로증으로서 베르너 증후군보다 노화 속도가 빨라 20세 이전에 뇌졸중, 심장병, 골절 등의 노년 증세가 나타나서 20세 이전에 사망한다. 발병 원인은 2003년에 발견된 라민 A 유전자 이상 때문이다. 라민 A 유전자가 만드는 라민 A 단백질은 이 핵막을 만드는 구성 성분이다.

혈압 - 심장의 수축하는 운동과 혈관의 저항 사이에 생기는 압력으로, 수축기혈압 120mmHg,

이완기혈압 80 mmHg을 정상치로 본다.

호르몬 요법 – 성장 호르몬-방출 호르몬을 2주일간 투여하였더니 정상인과 환자에서 모두 언어 기억력이 개선되었다고 한다. 뇌의 송과체에서 분비되어 수면의 리듬을 조절하는 멜라토닌과 디하이드로 에피안드로스테론 DHEA이 노화 방지약으로 화제가 되고 있는데 쥐에 멜라토닌을 투여하였더니 수명이 1.2배 증가하였다. DHEA는 부신에서 생산되는 남성호르몬 테스토스테론의 전구체이다. DHEA를 사용하면 성적 능력이 높아지고 기억력 향상, 체지방 감소와 피부가 좋아지는 효과가 있다고 보고되었다

활성산소 – 프리라디칼을 말한다. 암이나 노화의 가장 중요한 원인인자라고 할 수 있다. 활성산소가 발생하면 세포막, 미토콘드리아, 핵의 유전 물질인 DNA가 모두 산화적 손상을 입게 된다.

황반변성증 – 망막 중심의 아래층 맥락막에서 혈관이 비정상으로 증식하는 안과 질환으로, 마지막으로 실명으로 이어진다.

후라보노이드 – 폴리페놀의 다른 이름으로, 수퍼옥사이드나 하이드록시 라디칼 등의 활성산소와 결합하여 이것을 없애는 항산화 작용을 한다. 레드와인의 항산화성은 오래된 와인에서 더욱 강하고 와인이 붉을수록 항산화성이 높다고 한다. 폴리페놀 양은 포도에서도 붉은 포도껍질에 가장 많고 주스나 포도 과육에는 그 양이 적다. 레드와인에는 후라보노이드 이외에도 노화 방지 성분인 레스베라트롤이 포함되어 있다. 차에도 후라보노이드에 속하는 카테킨을 비롯한 여러 가지 항산화 물질이 있어서 노화 방지에 유익하다.